Basische Ernährung

3x Bonus inkl.
Pro-Kontra-
Lebensmittelliste
7 Tage Ernährungsplan
30 besten basischen
Rezepte
Die optimale Balance in
Ihrem Körper mit dem
richtigen Säure Basen
Haushalt

Inhaltsangabe

Basische Ernährung – gesteigerte Vitalität, mehr Energie und ein besseres Lebensgefühl

Der menschliche Körper verfügt über einzigartige Eigenschaften und arbeitet wie ein kleines Kraftwerk, um eine gesunde Balance herzustellen, die letztendlich für mehr Energie, Vitalität und Gesundheit verantwortlich ist. Das gute Körpergefühl, das damit einhergeht, ist ein großer Wunsch, den viele Menschen haben, gerade wenn Antriebslosigkeit, Lustlosigkeit, dauernde Müdigkeit und ein Gefühl von angeschlagen sein vorhanden ist. Es fehlt die nötige Energie, sodass nur die nötigsten Dinge erledigt werden.

Die Dinge, die Sie sich vorgenommen haben, werden beiseitegeschoben, weil die Kraft dafür fehlt. Morgen ist ja auch noch ein Tag und darauf folgen ja noch viele Tage, an denen Sie die Aufgaben angehen und bewältigen können.

Doch warum schieben Sie Aufgaben vor sich her und sind nur müde und antriebslos?

Zuerst werden Sie die Lustlosigkeit garantiert mit Ihren Alltagsroutinen in Verbindung bringen. Es ist immer das Gleiche, ohne Spannung und aufregende, schöne Erlebnisse, die das Leben so besonders gestalten. Vielleicht ist der heutige Tag auch nicht so gelaufen, wie Sie es eigentlich geplant hatten. Nichts hat funktioniert oder ist einfach nur schiefgegangen. Schnell kommen Sie zu dem Entschluss, dass morgen alles besser ist. Doch der nächste und übernächste Tag läuft nicht besser. Es fehlt auch die nächsten Tage, vielleicht sogar Wochen an Motivation und Antriebskraft.

Sie geraten in eine Endlosschleife, in der Sie sich nur noch im Kreis drehen und nicht mehr in der Lage sind, über den Tellerrand hinauszuschauen. Selbst Ihrer Familie und Ihren Freunden fällt Ihre Antriebslosigkeit auf, weil Sie sonst immer das Energiebündel waren, das alle mitgerissen hat. Worauf begründen sich alle diese Dinge, die Ihnen normalerweise absolut fremd sind?

Haben Sie schon einmal darüber nachgedacht, dass Ihre Ernährung auf Ihr körperliches Wohlbefinden einen großen Einfluss hat?

In der heutigen Gesellschaft muss es immer schnell gehen.

Für Essen bleibt einfach nicht genug Zeit, sodass einfach irgendetwas gegessen wird, was schnell geht. Für Ihren Körper ist eine solche Lebensweise nicht zuträglich. Gerade die modernen Essgewohnheiten belasten den Organismus extrem.

Denn für die Verarbeitung industriell hergestellten Lebensmittel benötigt es immens viel Energie, die an anderer Stelle fehlt, um motiviert und leistungsfähig zu bleiben. Da die Energieressourcen beschränkt sind, ist es nicht verwunderlich, wenn der Körper die Notbremse zieht. Das ist eine natürliche Reaktion, um Ihnen zu zeigen, dass Sie einmal genauer hinschauen sollten.

Der Körper benötigt eine große Menge Energie dafür, um eine gesunde Balance zu schaffen, gerade wenn der Säure-Basen-Haushalt nicht ausgewogen ist. Um wieder Motivation, Energie, Tatendrang und Vitalität zu erlangen ist es extrem wichtig, dass Sie bei den Lebensmitteln genauer hinschauen und die Ernährungsweise überdenken und umstellen. Wann haben Sie das letzte Mal Gemüse und Obst gegessen und darauf geachtet, was Sie eigentlich essen?

Viele Lebensmittel enthalten Geschmacksverstärker, Konservierungsmittel und weitere Stoffe, die Ihr Körper zuerst einmal verarbeiten muss. Doch Ihre Essgewohnheiten beeinflussen, wie viel Energie es dafür benötigt und welche Energiereserven übrigbleiben, um Ihnen ein gutes und gesundes Körpergefühl bereitzustellen. Um Antriebslosigkeit, Müdigkeit, Lustlosigkeit und das Gefühl von angeschlagen sein zu überwinden, lohnt sich eine Umstellung auf eine basische Ernährung.

Denn damit gelingt Sie es Ihnen, das Basen-Säure-Gleichgewicht wiederherzustellen und neue Vitalität zu erlangen. Für einen einfachen Einstieg in die basische Ernährung erhalten Sie alle wichtigen Informationen und wichtige Sachverhalte an die Hand.

Sie erfahren, welche positiven Auswirkungen diese Ernährungsform auf Ihre Gesundheit hat und können Schritt für Schritt starten, um nicht nur Ihrer Antriebslosigkeit und Lustlosigkeit, sondern auch chronischer Müdigkeit, Hautproblemen, Haarausfall, Allergien, Kopfschmerzen und Migräne sowie verschiedenen Krankheiten wie Rheuma entgegenzuwirken.

Wollen Sie sich wieder fitter, vitaler und gesünder fühlen? Dann ist genau jetzt der richtige Zeitpunkt mit einer basischen Ernährung durchzustarten!

Die vielen Vorteile für den Körper

Zuerst einmal müssen Sie folgendes über basische Ernährung wissen. Unter basischer Ernährung versteht man eine Ernährung, die aus basischen Lebensmitteln besteht, wo säurebildende Lebensmittel komplett vom Speiseplan gestrichen werden.

Dementsprechend wird eine Übersäuerung des Körpers verhindert und einer bestehenden Übersäuerung entgegengewirkt. Ein übersäuerter Körper wird nicht nur für Müdigkeit, Antriebslosigkeit und Lustlosigkeit verantwortlich gemacht, sondern ist auch dafür verantwortlich, dass chronische Leiden wie Rheuma und Arthrose entstehen.

Daher hat diese Ernährungsform das Ziel, den Säure-Basen-Haushalt wieder auszugleichen und ins richtige Niveau zu bringen. Um dieses zu erreichen, sind spezielle Lebensmittel notwendig, die dafür verantwortlich sind, dass der pH-Wert im Blut ausgeglichen ist.

Basische Ernährung ist eine Ernährungslehre, die bereits 1913 von Alternativmedizinern genutzt wurde.

Die Mediziner gingen in der Theorie und Praxis davon aus, dass bei der Verwertung von

Aminosäuren wie Methionin und Cytein im Körper Schwefelsäure entsteht, die der Organismus über den Urin wieder aus dem Körper ableitet. Genau diese Schwefelsäure ist dafür verantwortlich, dass der Körper übersäuert und Sie sich müde, schlapp und motivationslos fühlen.

In medizinischen Fachkreisen wird davon ausgegangen, dass der Mensch nicht in der Lage ist, ein Gleichgewicht zwischen Säure und Basen herzustellen und zu halten. Dementsprechend kommt es ganz automatisch zu einer Übersäuerung. Die Erklärung klingt theoretisch sehr einfach, weil davon ausgegangen wird, dass Lebensmittel, die einen hohen Anteil an Säure produzieren, für eine Übersäuerung verantwortlich sind und ein Ungleichgewicht hervorrufen. Viele Lebensmittel, die heute gegessen werden, stammen aus einer hochindustriellen Verarbeitung und haben großen Einfluss auf den Säure-Basen-Haushalt.

Denn die Lebensmittel sind an geschmackliche Wünsche angepasst. Dafür werden sie mit Zucker und anderen Zusatzstoffen angereichert. Darüber hinaus werden sie haltbar gemacht. Diese Zusatzstoffe belasten den Organismus ungemein.

Ein übersäuerter Körper ist das ideale Umfeld für die Entstehung von chronischen Erkrankungen.

Abgeschwächte Formen stellen sich in Muskelschmerzen, dauernder Müdigkeit, Antriebslosigkeit, Schlafstörungen, Kopfschmerzen und Migräne dar. Erkrankungen wie Neurodermitis, Arthrose, Osteoporose, Herzrhythmusstörungen, Gicht und Krebsleiden sind im schlimmsten Fall möglich, wenn Sie nicht etwas an Ihrer Ernährungsweise ändern.

Eine Übersäuerung des Körpers wird im medizinischen Bereich als Azidose bezeichnet. Festzustellen ist sie recht einfach mit einem pH-Test, um den pH-Wert im Blut zu bestimmen.

Durch den Basen-Säure-Gehalt im Körper werden bestimmte Mechanismen in Gang gesetzt, die den pH-Wert regulieren.

Er ist wichtig dafür, dass der Organismus wichtige, chemische Stoffwechselvorgänge ordnungsgemäß durchführen kann.

Der Organismus benötigt dafür einen leicht basenlastigen pH-Wert im Blut, der zwischen 7,36 und 7,44 liegen sollte. Ist der Säure-Basen-Haushalt nicht im Gleichgewicht, gestalten sich die Werte deutlich anders.

Die unterschiedlichen Lebensmittel, die gegessen werden und den Stoffwechsel belasten, führen dazu, dass zu viel Säure entsteht, die der Körper verarbeiten muss.

Bei einer genauen Betrachtung der Ernährungsweise wird schnell klar, wodurch

eine Übersäuerung des Körpers hervorgerufen
wird.

Es ist der regelmäßige Verzehr von Wurst,
Käse, Backwaren, Süßigkeiten, Fertiggerichten,
ein hoher Anteil von Einfachzucker in den
Lebensmitteln und nicht zuletzt der Alkohol, der
zwischendurch immer wieder gerne getrunken
wird.

Genau diese Lebensmittel schmecken
besonders lecker, sind aber in keinster Weise
gut für den Körper, um einen ausgeglichenen
Säure-Basen-Haushalt zu bekommen.

pH-Wert und basische Ernährung

Der pH-Wert ist ein Messwert, der Aufschluss darüber gibt, ob Ihr Körper übersäuert ist. Die Messskala der pH-Werte umfasst Messwerte im Bereich von 1 bis 14. Eine Übersäuerung des Körpers lässt sich an Werten unter 7 ablesen. Alle Werte, die oberhalb von 7 liegen sind basischer Natur, wobei 7 als neutral gilt und für einen ausgeglichenen Säure-Basen-Haushalt steht.

Eine Übersäuerung heißt allerdings nicht gleich, dass Ihr Körper bei einem pH-Wert von unter 7 komplett übersäuert ist. Ein gestörter Säure-Basen-Haushalt lässt sich daran identifizieren, dass die basischen Körperbereiche durch überschüssige Säure belastet werden und saure Körperbereiche zu einem erhöhten pH-Wert neigen.

Ein gesunder Körper verfügt immer über einen leicht basischen pH-Wert. Das gilt auch für die Gallenflüssigkeit, einen großen Teil des Dünndarms, die Lymphe und das Bindegewebe. Bei einem gesunden Menschen herrscht hingegen im Dickdarm, im Magen und in der Scheide ein leicht saures Milieu vor.

Unterscheidung chronischer Übersäuerung und Azidose

Bei einer chronischen Übersäuerung ist im Blutbild immer noch ein guter basischer Wert vorhanden, da der Körper konstant damit beschäftigt ist, den pH-Wert auf rund 7,4 zu halten. Sinkt dieser allerdings auf unter 7,35 besteht eine Übersäuerung, die großen Schaden anrichten kann.

Scheinbar gute Blutwerte sind nicht ein Indiz dafür, dass alles in Ordnung ist, weil andere Bereiche schon chronisch übersäuert sein können. Wird im Blut ein erhöhter Abfall des pH-Wertes festgestellt, ist eine sofortige Behandlung notwendig, da eine Übersäuerung vorliegt, die zu einem lebensbedrohlichen Zustand führen kann. Die Schulmedizin bezeichnet diesen Zustand als Azidose, die allerdings mit einer   chronischen Übersäuerung nicht gleichzusetzen ist.

Leider wird in der Naturheilkunde manchmal der Begriff Azidose für eine chronische Übersäuerung verwendet, was zwangsläufig zu Missverständnissen führt. Dementsprechend ist es nicht verwunderlich, dass sich die Schulmedizin gegen die Existenz einer chronischen Übersäuerung vehement wehrt. Bei chronisch übersäuerten Menschen ist aber noch lange keine Azidose vorhanden, nur weil Schulmedizin und Naturheilkunde den gleichen Begriff für zwei verschiedene Zustände verwenden. Eine Übersäuerung ist vielmehr eine chronische Störung des Säure-Basen-Haushaltes, die den Körper in seinen Fähigkeiten einschränkt. Wird wieder ein gesundes Gleichgewicht mit basischer Ernährung geschaffen, minimieren sich auch die damit einhergehenden Beschwerden.

Merke: Akute, lebensgefährliche Azidose entsteht infolge von anderen Krankheiten, die den Säure-Basen-Haushalt nachhaltig und gesundheitsschädigend beeinflussen. Eine chronische Übersäuerung ist ein Zustand, der sich über viele Jahre entwickelt und sich in chronischen Krankheiten äußern kann. Diese chronischen Eigenschaften ermöglichen, dass mit einer basischen Ernährung der Säure-Basen-Haushalt wieder ins Gleichgewicht kommt.

Entstehung einer Übersäuerung des Körpers

Bestimmte Lebensmittel sind dafür verantwortlich, dass der Körper übersäuert. Es sind genau die Nahrungsmittel, die künstliche Zusatzstoffe wie säure regulierende Stoffe, Konservierungsmittel, Stabilisatoren und Geschmacksverstärker enthalten. Bei der Verstoffwechselung und Verdauung entstehen große Mengen Säure, die der Organismus nicht einfach ausscheiden kann, weil sonst die Zellen durch die ätzende Wirkung Schaden nehmen. Daher muss vor der Ausscheidung eine Neutralisierung erfolgen.

Dafür stellt Ihr Körper bestimmte Substanzen bereit. Diese basischen Puffer sind Mineralstoffe wie Calcium, Kalium, Natriumhydrogencarbonat und Magnesium, die im Körper unendlich viele Aufgaben zu erfüllen haben. Werden fast ausschließlich säurebildende Lebensmittel verzehrt, greift der Organismus bei der Verstoffwechselung auf wertvolle Ressourcen zurück, die an anderer Stelle anschließend nicht mehr zur Verfügung stehen.

Der zeitweise eintretende Nährstoffmangel würde sich nicht als dramatisch darstellen, wenn eine gesunde basische Ernährung vorhanden ist.

Leider neigen Menschen dazu, dem Körper Lebensmittel zu geben, die ihm wertvolle Mineralstoffe entziehen. Durch die heute übliche moderne Ernährung werden wichtige Mineralstoffe schnell zur Mangelware.

Der Körper greift für die Neutralisierung des Säureüberschusses auf Mineralstoffe und Puffersubstanzen zurück, um wieder ein Gleichgewicht zwischen Säure und Basen herzustellen.

Gerade mit Fertigprodukten, Kantinenessen und Fastfood bekommt Ihr Körper nicht annähernd eine ausreichende Menge an Mineralstoffen geliefert, um den Säureüberschuss zu regulieren. Daher greift der Organismus auf die Organe, Blutgefäße, Knochen und Zähne zurück, um wichtige Mineralstoffe bereitzustellen.

Diese Negativbelastung führt zu einem Mineralstoffmangel, zu Karies, brüchigen Fingernägeln, Osteoporose und weiteren Krankheiten, die das Wohlbefinden und das Leben stark beeinflussen. Der Organismus verfolgt nämlich nur ein Ziel. Er will, dass das Blut basisch bleibt, egal was es kostet.

Ein schönes Beispiel für falsche Ernährung ist Pizza, Pasta & Co. von Ihrem Lieblingsitaliener. Die Hauptzutaten sind Mehl, Wurst, Tomatensoße und natürlich viel Käse.

Zusätzlich gibt es eine große Anzahl an Stabilisatoren, Konservierungsstoffe, Geschmacksverstärker und vieles mehr, die für eine extreme Säurebildung verantwortlich sind.

Es entsteht bei der Verdauung und Verstoffwechselung ein hoher Säureanteil, die Ihr Körper nicht so einfach ausscheiden kann, sodass er auf die körpereigenen Puffersubstanzen zurückgreifen muss, die so wertvoll für ihn sind.

Wenn Sie stattdessen auf eine basische Ernährung zurückgreifen, sorgen Sie für eine Regulierung des Säure-Basen-Haushaltes. Dabei ergibt sich kein kompletter, basischer Zustand in Ihrem Organismus. Dieses ist genauso ungesund wie eine Übersäuerung.

Vielmehr sorgt eine basische Ernährung dafür, dass die Lymphe, das Bindegewebe, der Dünndarm, weitere Körperbereiche und Organe den basischen pH-Wert haben, den sie benötigen. Gleichzeitig stellt sich eine optimale Säurebildung im Magen ein.

Nützliche Bakterien siedeln sich wieder an, um das erforderliche saure Niveau für den Organismus sicherzustellen.

Folgeerscheinungen bei einem übersäuerten Körper

Ein Körper, der unter einer chronischen Übersäuerung leidet, legt schnell Fettreserven in den Zellen an, da dieses sich perfekt zur Einlagerung von Säuren beziehungsweise den Schlacken eignet. Gleichzeitig ergibt sich durch die Fettablagerungen ein guter Schutz für lebenswichtige Organe, die durch die gefährlichen Säuren angegriffen würden.

Vielleicht sind die Pfunde zu viel auf der Waage, einfach auf eine Übersäuerung zurückzuführen. Solange Sie nichts gegen die Übersäuerung unternehmen, werden Sie dauerhaft nicht Ihr Wunschgewicht erreichen.

Jede Diät ist in einem solchen Zustand verschwendete Zeit, nutzlos und nicht gut überlegt. Denn Sie nehmen den Organen die Schutzschicht, die sie vor den ätzenden Säuren schützen. Wenn Sie aber mit einer basischen Ernährung den Säure-Basen-Haushalt ins Gleichgewicht bringen, werden Sie feststellen, dass überflüssige Pfunde ganz automatisch purzeln.

Hat der Körper es endlich geschafft, die Säuren auszugleichen, sollte er in der Lage sein, diese auch über Darm, Nieren und Haut abzutransportieren.

Die Säuren, die der Organismus in Schlacken verwandelt hat, werden aber aufgrund der großen Menge gar nicht mehr oder nur teilweise ausgeschieden, da die übliche Ernährungsweise beibehalten wird. Bei den Organen, die für die Ausscheidung zuständig sind, entsteht eine Überlastung, sodass eine Einlagerung der Schlacken im Körper stattfindet.

Ausgeschieden werden sie erst, wenn beispielsweise durch eine Entschlackungskur dem Körper die Möglichkeit geboten wird, endlich aufzuräumen und Schlacken zu entsorgen.

Mit der Zeit richtet eine Übersäuerung verheerende Schäden an. Die Folgen sind verstopfte Blutgefäße, die Ursache für Bluthochdruck ist. Durch die Ablagerung der Schlacken in den feinen Gefäßen der Netzhaut verschlechtert sich das Sehvermögen, in Nieren, Galle und Blase können sich Steine entwickeln und durch die Ablagerung an den Haarwurzeln der Kopfhaut führen sie dazu, dass Haare ausfallen.

Sie sind Auslöser für Rheuma, Gicht, Arthritis und Arthrose, da die Gelenke durch die Ablagerungen blockiert werden. Folgen davon sind starke Schmerzen, die langanhaltend auftreten. In den Zellen der Haut führen sie zu mehr Falten, Cellulitis und Altersflecken.

Ein übersäuerter Körper ist für Mikroorganismen ein ideales Umfeld, in dem sich Pilze, Bakterien und Viren besonders wohlfühlen. Sie schwächen das Immunsystem und öffnen Krankheiten Tür und Tor. Sie sind viel häufiger erkältet, haben öfter einen grippalen Infekt oder Nasennebenhöhlenentzündungen.

Außerdem können Hautausschläge, Blähungen, Kopfschmerzen, Allergien, Müdigkeit, Heißhungerattacken, schlechte Blutzuckerwerte, Scheidenpilz und übermäßiger Appetit die Ursache eines nicht intakten Säure-Basen-Haushalt sein.

Das Immunsystem arbeitet bei einer Übersäuerung nicht mehr mit voller Kraft, sodass die Energie fehlt, um schädliche Mikroorganismen, Bakterien und Viren zu bekämpfen.

Dauerhafte Gesundheit und Wohlbefinden gibt es daher nur, wenn der Säure-Basen-Haushalt im Gleichgewicht ist.

Basische Ernährung – Die Lösung für einen ausgeglichenen Säure-Basen-Haushalt

Indem Sie Ihre bisherige Ernährung auf eine basische Ernährung umstellen, gelingt es Ihnen, den Säure-Basen-Haushalt wieder ins Gleichgewicht zu bringen und alle negativen Auswirkungen zu verbessern oder umzukehren. Durch die neue Ernährungsweise schaffen Sie in Ihrem Organismus ein Milieu, wo sich Mikroorganismen nicht mehr wohlfühlen.

Säuren und deren Schlacken, die der Körper abgelagert hat, werden abgeleitet. Die Nahrung, die Sie mit der basischen Ernährung zu sich nehmen, liefert dem Körper wichtige Spurenelemente und essenzielle Mineralien, die der Körper bisher nicht bekommen hat. Die Alarmmechanismen sind nicht mehr darauf trainiert, den Körper zu schützen. Dementsprechend muss auch kein Fett mehr eingelagert werden, dass den Körper von Giften und Säuren schützt.

Fettreserven schmelzen und nehmen die eingelagerten Toxine und Säure gleich mit.

Durch die geringere Belastung des Organismus bei einer basischen Ernährung fühlen Sie sich fitter, jünger, schöner und schlanker.

Sie wirken mit dieser Ernährungsform chronischen Krankheiten entgegen und beugen Alterserscheinungen sowie Zivilisationskrankheiten vor.

Sie werden sich jetzt sicherlich die Frage stellen, welche Lebensmittel dafür sorgen, dass der Säure-Basen-Haushalt wieder ins Gleichgewicht kommt.

Basische Lebensmittel und ihre Wirkung

Es gibt bestimmte Lebensmittel, die Sie meiden müssen, weil diese säurebildend sind. Zurückgegriffen wird nur auf gesunde basische Lebensmittel. Um zu erfahren, welche Lebensmittel das sind, gibt es am Ende des Buches eine detaillierte und umfangreiche Lebensmittelliste mit allen Pro- und Kontralebensmittel zum Thema basische Ernährung. Bei genauerer Betrachtung der Liste werden Sie garantiert aus dem Staunen nicht mehr herauskommen.

Denn Sie finden beispielsweise Orangen, Äpfel, Zitronen und sogar Weißwein, bei denen Sie niemals angenommen hätten, dass diese basisch wirken. Das mag Sie im ersten Moment verwirren. Doch dafür gibt es eine ganz einfache Erklärung.

Die Säure dieser Lebensmittel entfaltet die Wirkung bereits im Mund, wenn Sie diese zerkauen. Im weiteren Verlauf werden sie im Magen verwertet. Der Organismus nutzt dabei nur die Bestandteile dieser Lebensmittel, die noch vorhanden sind.

Obst und Gemüse sind oftmals nur mit organischer Säure ausgestattet, die der Organismus sehr gut durch den

Sauerstoffaustausch verstoffwechseln kann. Beim Ausatmen und der Entstehung von CO_2 wird Energie freigesetzt.

Aber nicht nur Energie! Gleichzeitig freigesetzt werden auch Magnesium und Kalium, die zu den basischen Mineralstoffen gehören. Sie gelangen in die Blutbahn und werden zu den Zellen transportiert. Werden hingegen Milch- und Getreideprodukte, Fisch sowie Fleisch genauer betrachten, zeigt sich, dass diese nicht nur viele Proteine enthalten, sondern auch eine saure Wirkung haben.

Grund dafür sind die enthaltenen Aminosäuren, die bei der Verstoffwechselung in Sulfat verwandelt werden. Mit Chlorid und Phosphor zusammen wirkt Sulfat säurebildend.

Basische Ernährung sollte nicht nur aus basenbildenden Lebensmitteln bestehen, sondern auch viele Nährstoffe und Mineralien enthalten. Dieses ist erwähnenswert, weil vielfach davon ausgegangen wird, das basisch gleich gesund bedeutet.

Das ist aber nicht so. Viele Säure-Basen-Tabellen, die nach hochwissenschaftlichen Erkenntnissen zusammengestellt wurden, enthalten Lebensmittel wie Marmelade, Nuss-Nugat-Creme als Brotaufstrich, Eis, Wein und Bier. Das sind angeblich Lebensmittel, auf diese Sie laut diesen Tabellen nicht verzichten müssen.

Das ist ein Trugschluss! Wenn Sie Ihren Ernährungsplan für Ihre zukünftige basische Ernährung mit diesen Lebensmitteln zusammenstellen, werden sich Ihr Wohlbefinden und der Säure-Basen-Haushalt garantiert nicht verbessern, da damit der Säure-Basen-Haushalt nicht wieder ins Gleichgewicht kommt. Doch wie lässt sich der Basengehalt von Lebensmitteln bestimmen und worauf beruhen die Angaben in den Säure-Basen-Tabellen? Das ist ganz einfach erklärt!

Für die Untersuchung des Basen-Potenzials werden die jeweiligen Lebensmittel verbrannt und die Asche anschließend auf basische und saure Bestandteile hin untersucht.

Die Verbrennung der Lebensmittel soll den Verbrennungsprozess der Verdauung simulieren.

Darüber hinaus wird noch geschaut, wie hoch der säurebildende Aminosäuren Gehalt aussieht. Um den tatsächlichen Basengehalt und das damit einhergehende Gesundheitspotenzial zu ermitteln und festzulegen, reichen diese beiden Aspekte aber nicht aus.

Lebensmittel sind nur gesund und basisch, wenn sie auf mindestens acht Ebenen eine basische Wirkung erzielen. Zwei sind dafür viel zu wenig.

Um einen gesunden basischen Speiseplan zusammenzustellen, müssen Sie folgende Dinge wissen:

- in basischen Lebensmitteln ist ein hoher Anteil an basisch wirkenden Mineralstoffen und Spurenelementen wie Eisen, Magnesium, Kalium und Kalzium enthalten.
- säurebildende Aminosäuren wie Methionin und Cystein gibt es nur in sehr geringer Menge. Ist ein Überschuss an sauren Aminosäuren vorhanden, entsteht beim Abbau Schwefelsäure. Wer zu viel Fleisch, Eier, Fisch, Sesam, Soja und auch Paranüsse isst, nimmt eine große Menge an sauren Aminosäuren zu sich.
- basische Lebensmittel unterstützen die eigene Basenbildung des Organismus. Dieses geschieht durch die enthaltenen Bitterstoffe, die anregend auf die körpereigene Basenbildung wirken.
- die Lebensmittel einer basischen Ernährung lassen keine sauren Schlacken zurück, die bei der Verstoffwechselung entstehen.
- die Lebensmittel dieser Ernährungsform enthalten wichtige Antioxidantien, sekundäre Pflanzenstoffe, Vitamine,

Mineralstoffe und viele weitere
wichtige Stoffe, die den Organismus
entlasten, vitalisieren, das
Immunsystem stärken und die
Ausscheidungsorgane stärken. Damit
wird eine gesunde Basis geschaffen,
dass der Körper eigenständig
Schlacken, Säuren und Giftstoffe
umwandelt und anschließend
ausscheidet. Damit wird eine
vorhandene Übersäuerung
gemindert und einer Entstehung
vorgebeugt.

- durch den hohen Wassergehalt von
  basischen Lebensmitteln erhält der
  Organismus genügend Flüssigkeit,
  um über die Nieren auf schnellstem
  Wege Schlacken und Säuren
  abzuleiten.
- die enthaltenen Vitalstoffe,
  gesunden Fettsäuren und
  Antioxidantien haben eine
  entzündungshemmende Wirkung.
  Entzündungsprozesse bleiben am
  Anfang meist unbemerkt und führen
  dazu, dass Säure gebildet wird.
  Folge davon ist eine Übersäuerung.
  Mit einer basischen Ernährung
  verhindern Sie die Säurebildung und
  wirken Entzündungsprozessen
  entgegen.
- wenn Sie basische Lebensmittel
  essen, stabilisieren Sie die Darmflora

und stärken die Darmgesundheit.
Denn nur ein gesunder Darm kann
schnell anfallende Säuren abführen,
damit sich keine Schlacken bilden
und ablagern. Sie erreichen eine
schnelle Verstoffwechselung und
optimale Ausscheidung.

Säurebildende Lebensmittel und ihre Wirkung

Säurebildende Lebensmittel beziehungsweise saure Lebensmittel haben eine saure Wirkung auf den Organismus. Die Lebensmittel sind nicht zwangsläufig sauer, sondern schmecken durchaus sehr lecker süß wie beispielsweise Gebäck und Eis oder sehr herzhaft wie Fleisch, haben aber trotzdem eine säurebildende Wirkung.

Diese Wirkung beruht darauf, dass beim Verdauen der Lebensmittel saure Schlacken entstehen. Es gibt aber auch sauer schmeckende Lebensmittel, die keine Säure im Körper bilden und dementsprechend zu den basischen Lebensmitteln gehören.

Genauso wie basische Lebensmittel wirken auch saure Lebensmittel auf acht Ebenen. Allerdings werden saure Lebensmittel in gute und schlechte Säurebilder unterschieden. Die Faktoren gestalten sich folgendermaßen:

- saure Lebensmittel enthalten eine Menge an sauer wirkenden Spurenelementen und Mineralstoffen wie Schwefel, Phosphor, Chlor, Fluoride und Jod, die für die Säurebildung und die im Folgenden

auftretende Übersäuerung
verantwortlich sind.

- genauso beinhalten sie einen
hohen Anteil an Aminosäuren
wie Cystein und Methionin, die
bei einem übermäßigen Genuss
dazu führen, dass bei der
Verstoffwechselung
Schwefelsäure entsteht.

- die Lebensmittel, die im Körper
Säure bilden, haben keine
anregende Wirkung auf die
körpereigene Basenbildung, da
jene Stoffe fehlen, die zur
Entsäuerung des Körpers
beitragen.

- saure Lebensmittel enthalten
säurebildende und schädliche
Zutaten, die bei der Verdauung
nicht komplett verstoffwechselt
werden können. Zurück bleiben
Stoffwechselrückstände
beziehungsweise Schlacken, die
der Körper bei einer hohen
Auslastung des Stoffwechsels
im gesamten Organismus
ablagert und nur in geringem
Maße ausscheidet.
Säurebildende Stoffe sind in
Alkohol, Zucker, Tee, Kaffee
und in synthetischen
Zusatzstoffen wie Farbstoffen,
Geschmacksverstärkern und

Konservierungsmitteln zu finden.

- durch säurebildende Lebensmittel verhindern sie, dass der körpereigene Entsäuerungsprozess richtig funktioniert. Grund dafür sind fehlende oder nur in geringem Maße vorhandene Antioxidantien, Vitamine und weitere wichtige Stoffe, die die eigene Entsäuerung ankurbeln.
- der Wassergehalt in säurebildenden Lebensmitteln ist oftmals sehr gering. Wird gleichzeitig dem Körper wenig Flüssigkeit zugeführt, sind keine Kapazitäten vorhanden, die für eine vollständige Ausscheidung von Schlacken und Säuren über die Nieren möglich machen. Der Teil, der im Körper zurückbleibt, ist ausschlaggebend für eine Übersäuerung, die im weiteren Verlauf den Säure-Basen-Haushalt komplett aus dem Gleichgewicht bringt.
- ein hoher Säureüberschuss im Körper durch saure Lebensmittel sorgt für die Entstehung von Entzündungen, die Sie zu Anfang gar nicht bemerken. Verantwortlich sind

dafür die entzündungsfördernden Fettsäuren, die kaum entzündungshemmende Stoffe beinhalten. Ist bereits eine Entzündung vorhanden, wird genau an dieser Stelle verstärkt Säure erzeugt.

- die Darmgesundheit wird nachhaltig negativ von säurebildenden Lebensmitteln beeinflusst. Gleichzeitig nimmt die Darmflora Schaden. Die Bakterien, die durch eine geschädigte Darmflora entstehen, erzeugen Toxine, die einen Beitrag zur Übersäuerung und Schlackenbildung leisten.

Anhand der Informationen über basische und saure Lebensmittel sollte jedem klar sein, dass basische Ernährung auf basischen Lebensmitteln aufbaut und säurebildende Lebensmittel nicht auf den Speiseplan gehören.

Auf den ersten Blick gibt es nicht viele Lebensmittelgruppen für eine basische Ernährung. Schnell wird Ihnen auch klar, dass sich die Ernährung nur noch aus Salat, Gemüse, Sprossen, Früchten, Mandeln, Kartoffeln und Kastanien zusammensetzt.

Und schon meldet sich der innere Schweinehund zu Wort und suggeriert Ihnen, dass eine solche Ernährungsweise keinen Spaß macht, weil Sie auf leckere Köstlichkeiten wie Eis, Kuchen, Pizza, Pasta und Alkohol verzichten müssen.

Wie soll denn ab jetzt der kleine, köstliche Snack zwischendurch aussehen? Vielleicht greifen Sie einfach auf einen köstlichen, basischen Snack zurück? Was gibt es denn zum Frühstück? Schon einmal überlegt, dass es vielleicht ein köstliches, nahrhaftes Frühstück auf basischer Basis gibt?

Ist denn überhaupt eine dauerhafte basische Ernährung möglich, damit das Gleichgewicht von Säure und Basen wiederhergestellt wird? Ja, das geht und funktioniert, wenn Sie Ihrem inneren Schweinehund die Stirn bieten.

Basisch oder besser im Basenüberschuss ernähren

Basischer Ernährung ist nicht gleich basische Ernährung, weil es da feine Unterschiede gibt. Es kommt immer auf das Ziel an, dass Sie mit einer basischen Ernährung verfolgen. Greifen Sie auf eine Ernährungsweise zurück, die komplett nur aus basischen Lebensmitteln besteht, erhalten Sie die Möglichkeit, den Körper zu entschlacken, entgiften, Schwermetalle aus zuleiten, den Darm zu reinigen, den Körper zu entsäuern und eine Gewichtsreduktion zu begleiten.

Durch die vorübergehende Verwendung der basischen Ernährung in Form einer Kur schaffen Sie all diese bereits aufgeführten Dinge. Doch irgendwann ist der Körper entschlackt und entgiftet. Wie geht es denn anschließend weiter?

Um den Körper die nun benötigte Energie und Power bereitzustellen, wird auf eine basenüberschüssige Ernährung zurückgegriffen. Im Speiseplan werden ab sofort 70 bis 80 Prozent Lebensmittel mit einer basischen Wirkung genutzt.

Die restlichen 20 bis 30 Prozent werden mit gesunden, säurebildenden Lebensmitteln abgedeckt.

Genau mit dieser basenüberschüssigen
Ernährung können Sie sich auf Dauer sehr gut
ernähren!

Die basenüberschüssige Ernährung bietet den
Vorteil, dass auch Lebensmittel mit einer hohen
Nährstoff- und Mikronährstoffdichte gegessen
werden dürfen.

Dazu gehören beispielsweise Hülsenfrüchte,
Nüsse, Eier und Pseudogetreide. Dadurch
versorgen Sie Ihren Körper jeden Tag mit Vital-
und Nährstoffen, die er benötigt.

Gute und schlechte säurebildende Lebensmittel

Haben Sie sich nicht über die Bezeichnung „gute" gesunde säurebildende Lebensmittel gewundert? Genauso wie basisch-wirkenden, gesunde Lebensmittel, gibt es auch ungesund. Das Gleiche gilt auch für säurebildende Lebensmittel, die sich auch in gesund und ungesund unterscheiden.

Im letzteren Fall wird von gesunden und schädlichen Säurebildern gesprochen. Denn es gibt durchaus auch gute säurebildende Nahrungsmittel, da Säurebildung nicht grundsätzlich schlecht für den Körper ist. Um Ihnen das zu veranschaulichen, finden Sie nachfolgend Beispiele für gute und schlechte Lebensmittel.

Gute säurebildende Lebensmittel

- Hülsenfrüchte
- Nüsse
- Hirse
- Kakaopulver in Rohkostqualität
- Bio-Getreide wie Kamut, Gerste, Dinkel (in Form von Sprossen oder als Keimbrot)
- Pseudogetreide wie Amaranth, Buchweizen und Quinoa
- Bio-Eier und Fisch in geringen Mengen
- Bio-Tofu

Schlechte säurebildende Lebensmittel

Vorweg sei gesagt, dass sämtliche, durch die Lebensmittelindustrie stark verarbeitete Produkte zu den schlechten säurebildenden Nahrungsmitteln gehören. Dazu zählen:

- Milchprodukte bis auf Butter und Sahne in Bioqualität, wenn sie naturbelassen sind.
- Fertiggerichte, Fertigprodukte und Fertiggetränke
- Sojaprodukte wie Sojaprotein, das beispielsweise als Ersatz für Hackfleisch genutzt wird
- Getreideprodukte, die aus Auszugsmehlen hergestellt werden. (Kuchen, Gebäck, Nudeln, Fertigmüslis...)
- Lebensmittel die Gluten (Seitan) enthalten (vegetarischer Aufschnitt, Bolognese, Würstchen und ähnliches)
- alle Lebensmittel, die Einfachzucker enthalten
- Alkohol in jeder Form
- koffeinhaltige Lebensmittel und Getränke
- Fleischprodukte, wo die Tiere konventionell gehalten werden

Der Verwendung von guten Säurebildern steht bei einer basenüberschüssigen Ernährung nichts im Wege. Verzichten Sie aber auf die schlechten.

Das Essverhalten ändern und auf eine basische Ernährung umstellen

Damit Ihnen der innere Schweinehund keinen Strich durch die Rechnung macht, sollten Sie sich immer verdeutlichen, was Sie in Ihrem Körper mit einer basischen Ernährung bewirken können und welche positiven Auswirkungen sich daraus ergeben. Wenn Ihr Säure-Basen-Haushalt im Gleichgewicht ist, verschwinden viele Symptome von ganz alleine und Sie fühlen sich besser, gesünder und vitaler.

In Ihrem Körper ist wieder ein Milieu vorhanden, wo Pilze, Viren und krankmachende Bakterien keine Chancen mehr haben. Die vorhandenen Mikroorganismen stärken Gesundheit und Wohlbefinden. Die basische Ernährung führt zu einer Entsäuerung, wodurch Schlacken und überschüssige Säure abgebaut und ausgeschieden werden. Ihr Körper bekommt zudem alle wichtigen Nährstoffe und Spurenelemente, die er für die Gesunderhaltung braucht.

Um einen guten Ernährungsplan aufzustellen, sollten Sie aber wissen, welche Lebensmittel nun genau gegessen werden dürfen.

Es gibt eine ganze Reihe von Lebensmitteln, die Sie garantiert mögen, sodass die Umstellung

auf eine basische Ernährung nicht so
schwerfällt:

Basisches Gemüse: Kartoffeln, Süßkartoffeln,
frische Erbsen, Brokkoli, weiße Bohnen,
Tomaten, Karotten, Mangold, Gurken, Zucchini,
Brechbohnen, Spargel, Rosenkohl, Rotkohl,
Spinat, Wirsing, Artischocken, Steckrüben,
Auberginen und Paprika

Basische Obstsorten: Bananen, Äpfel,
Mangos, Erdbeeren, Zitronen, Orangen,
Mandarinen, Kiwis, Weintrauben, Mirabellen,
Melone, Stachelbeeren, Feigen, frische Datteln,
Himbeeren, Heidelbeeren, Kirschen, Ananas,
Pflaumen, Quitten, Sternfrucht und
Trockenfrüchte

Basische Kräuter und Sprossen:
Schnittlauch, Petersilie, Oregano, Chilischoten,
Dill, Koriander, Kerbel, Rosmarin, Muskatnuss,
Pfeffer, Thymian, Pfefferminz, Nelken,
Radieschen- und Brokkolisprossen

Basische Pilze: Steinpilze, Champignons,
Trüffel, Morchel, Austernpilz und Pfifferlinge

Basische Getränke: Wasser, Kräutertees
ohne Zucker, Gemüsesäfte, Smoothies ohne
Milch und Zucker, Wasser mit Apfelessig und
Zitrone

Gute säurebildende Lebensmittel: Roggen,
Mais, Gerste, Dinkel, Amarant, Linsen, Bohnen,
Sojabohnen, Kichererbsen, Tofu, Mohn, Nüsse,

Hanf, Kürbiskerne, Sesam, Kakao, Roh-Kakaopulver und fermentierte Sojaprodukte wie Tempeh und Miso

Eigentlich müssen Ihnen jetzt schon einige tolle Gerichte eingefallen sein, die Sie lange nicht mehr gegessen haben. Denn schon alleine aus der Vielfalt an Gemüse entstehen mit leckeren Kräutern wahre Leckerbissen für eine warme Mahlzeit.

Mit der basischen Ernährung starten – so gelingt es!

Basische Ernährung und basenüberschüssige Ernährung gestalten sich viel einfacher, als Sie im ersten Moment glauben mögen. Denn Sie müssen eigentlich nur Ihre alten Essgewohnheiten überdenken und den Wunsch haben, sich auf etwas Neues einzulassen. Ab jetzt gehören viele verschiedene Gemüsesorten zu den Grundnahrungsmitteln, die Sie auf verschiedene Weise zubereiten. Genauso steht Salat in unterschiedlichen Variationen auf Ihrem Speiseplan. Maronen und Kartoffeln sind ideale Beilagen. Schon einmal etwas von grünen Smoothies gehört? Sie enthalten alle wichtigen Nährstoffe und schmecken sehr lecker.

Getreideprodukte lassen sich einfach durch Buchweizen, Hirse und Quinoa ersetzen.

Haben Sie einmal Heißhunger auf Nudeln oder Reis, verwenden Sie Gluten freie Pasta-Produkte, die aus Buchweizen, Mais oder Hirse hergestellt sind. Langkorn-Reissorten wie beispielsweise Jasmin Reis oder Vollkornvarianten können Sie gerne verwenden.

Um Abwechslung in den Speiseplan zu bringen, lassen sich Nüsse, Kürbiskerne und Sonnenblumenkerne zu köstlichen Bratlingen verarbeiten. Sie sind ein toller Ersatz für Wurst, Fleisch und Fisch, runden aber auch einen köstlichen Salat perfekt ab. Wenn Sie an Fleisch, Eiern und Wurst nicht vorbeikommen, sollten Sie ausschließlich auf Produkte aus biologischer Landwirtschaft zurückgreifen.

Hunger auf Süßigkeiten lässt sich sehr gut mit Früchten kompensieren. Achten Sie aber darauf, dass Sie maßvoll bleiben.

Reicht Ihnen das nicht aus, können Sie Schokolade und Süßigkeiten mit den richtigen Zutaten auch bequem selbst herstellen. Versuchen Sie doch einmal aus Samen und Nüssen Nuss-Käse, Sauerrahm oder milchähnliche Getränke zu zaubern. Mit diesen Leckereien haben Sie säure- und schleimbildende Lebensmittel perfekt ersetzt.

Anstelle von Weinessig kommt Apfelessig oder Zitrone zum Einsatz.

Wenn Sie Joghurt-Dressing beim Salat bevorzugen, nehmen Sie ab jetzt weißes Mandelmus, das dem Salat einen tollen Geschmack verleiht. Als Brotaufstrich, zum Kochen, Backen und Braten sind gesunde Fette und Öle wie Olivenöl, Leinöl, Bio-Bratöl, Bio-Butter, Rohmilchbutter und Olivenbutter ideal. Olivenbutter können Sie sogar ganz einfach selber machen, indem Sie leicht gesalzenes Olivenöl in eine Schale geben und für rund eine Stunde in den Gefrierschrank stellen.

Der größte Verzicht und damit der schwierigste Schritt wird der Verzicht auf Kaffee und Schwarztee sein.

Doch nach recht kurzer Zeit hat sich Ihr Körper daran gewöhnt. Als Ersatz dafür gibt es köstliche Kräutertees und ab und zu grünen Tee. Wenn Ihnen der Verzicht auf Milchgetränke sehr schwerfällt, ersetzen Sie die normale Kuhmilch durch Mandelmilch.

Sie sind immer noch nicht überzeugt, dass der Start in eine basische Ernährungsweise gar nicht so schwer ist, dann sollten Sie im ersten Schritt auf industriell gefertigte Lebensmittel und auf Fastfood verzichten und stattdessen Gerichte aus frischem Obst und Gemüse selber kochen.

Speisen lassen sich perfekt mit Sesam- oder Kürbiskernöl verfeinern, wo sonst Sahne und andere Milchprodukte zum Einsatz kamen.

Experten sind der Meinung, dass Sie sich an einem Tag besonders basisch ernähren sollten. An diesem Tag gibt es mindesten einen Liter sogenannte Basenbrühe. Sie besteht aus Kartoffeln, Möhren, Knollensellerie und Ingwer und diese werden nach dem Garen einfach nur püriert und mit Kräutern abgeschmeckt.

Als Ergänzung zur basischen Ernährung lassen sich Säure-Basen oder Basen-Pulver nutzen. Sie bieten den Vorteil, dass sie eine nahrungsbedingte Säurebelastung reduzieren und den Überschuss ausgleichen.

Diese Pulver bestehen aus Laktose, Saccharose und Mineralsalz und zählen zu den Nahrungsergänzungsmitteln.

Entschlackung des Körpers mit der richtigen Ernährung

Es gibt eine Vielzahl von Entschlackungsmethoden, die einen guten Erfolg versprechen. Das Heilfasten gehört zu den extremen Varianten, wo Sie komplett auf feste Nahrung verzichten und nur Wasser, spezielle Brühen oder verdünnte Gemüsesäfte zu sich nehmen.

Um diese Entschlackungsmethode durchzuführen brauchen Sie nur eine Fastenanleitung und keinen basischen Ernährungsplan.

Ähnlich sieht es bei Master Cleanse, der sogenannte Zitronensaftkur aus, wo sie 10 Tage lang nur in Wasser verdünnten Zitronensaft trinken, der mit Ahornsirup gesüßt wird. Essen wird hierbei auch komplett weggelassen. Daher benötigen Sie hierfür, genauso wie für Saftkuren und ketogene Reinigung keine Ernährungspläne.

Wenn Sie aber das Komplettprogramm wie Entsäuerung, Lymphreinigung, Nieren- und Leberreinigung, Entgiftung und Darmsanierung durchführen möchten, bringen sie spezielle Präparate, Massagen, Getränke und Brühen nicht weiter. Denn die Ernährung, die die Entschlackung begleitet, ist extrem wichtig.

Wird der Körper weiterhin mit ungesunden, sauren Lebensmitteln belastet, erfolgt kein Abtransport der Schlacken und Ihr Körper fährt das bisherige Programm weiter, obwohl er eigentlich in den Entschlackungsmodus schalten sollte. Im bisherigen Modus ist er voll und ganz damit beschäftigt, die übliche Ernährung zu verarbeiten und zu entgiften und kann sich nicht darum kümmern, Altlasten abzubauen und aus zuleiten. Es bleibt alles wie es ist!

Möchten Sie beispielsweise das intensive Entschlackungsprogramm zur Reinigung von Leber und Darm durchführen, benötigen Sie einen Ernährungsplan, der genau darauf ausgelegt ist. Die Gerichte beruhen auf genau abgestimmten Rezepten, die sich besonders positiv auf die Gesundheit von Leber und Darm auswirken. Gleichzeitig unterstützen sie die Organe bei der Entschlackung und Regeneration. Eine solche Ernährungsweise erfüllt alle wichtigen Punkte einer basenüberschüssigen Ernährung und ist daher keine rein basische Ernährung.

Rein basischer Ernährungsplan zum Entschlacken

Da viele Menschen beim Entschlacken großen Wert auf eine 100 % basische Ernährung legen, erhalten Sie einen beispielhaften Ernährungsplan, den Sie bequem während einer Entschlackungskur verwenden können. Die jeweiligen Mengen lassen sich auf den eigenen Energiebedarf abstimmen und individuell anpassen.

Auch wenn Sie auf eine Entschlackung verzichten, keine Darmreinigung, Entsäuerung und Leberreinigung durchführen, helfen basische Ernährungspläne trotzdem, den Körper zu entschlacken, da Sie in dem Moment ein sogenanntes Basenfasten durchführen.

Der Ernährungsplan, den Sie weiter unten finden, ist auf eine Woche ausgelegt.

Damit die basische Ernährung alle wichtigen Kriterien erfüllt, sollten Sie sich über folgende Punkte im Klaren sein:

- die Nahrungsmittel sind rein pflanzlich und daher vegan.
- es gibt ausschließlich frisches Gemüse, Obst, Keimlinge, Salat, gelegentlich Kartoffeln.
- es gibt keine industriell verarbeiteten Lebensmittel außer Gewürze,

Mandelmus, Mandelsahne, Yaconsirup
und Erdmandelflocken.

Das rein basische Frühstück

Bei einem rein basischen Frühstück kommen
frische Früchte auf den Tisch. Sie fördern die
Verdauung und helfen dem Körper bei der
Entschlackung, weil sie schnell verdaut sind,
ohne den Organismus zu belasten. Der Körper
erhält durch die Früchte essenzielle Vitalstoffe
und Energie. Obst lässt sich perfekt zu Brei
verarbeiten oder in Smoothies verwenden. Je
nach Wunsch fügen Sie noch weitere basische
Zutaten wie Gerstengraspulver, Spinatpulver,
Mandelmus oder Gewürze hinzu, die Sie sich
sehr gut zum jeweiligen Obst vorstellen
können.

Mittagessen bei einer rein basischen Ernährung

Während einer Entschlackung haben Sie
mittags die Wahl zwischen köstlichen
Gemüsegerichten oder knackig frischem Salat.
Damit Sie sich ausreichend mit Roh- und
Frischkost versorgen, sollten Sie drei bis zu
viermal in der Woche auf Salat in
unterschiedlichen Variationen zurückgreifen.

Sie haben dabei die Wahl zwischen
Eisbergsalat, Rucola, Kopfsalat und weiteren
köstlichen Salatsorten, die Sie mit Tomaten,

Schlangengurke, geraspelten Möhren, Paprika sowie weiteren Sorten immer wieder anders gestalten können. Wichtig ist, dass Sie langsam essen und ausreichend kauen. Damit setzen Sie die wichtigen Inhaltsstoffe bereits im Mund frei und der Organismus kann die Nahrung gut verwerten. Wer lieber mittags etwas Warmes isst, stellt sich aus den basischen Gemüsesorten ein köstliches Gemüsegericht vielleicht mit Auberginen oder Zucchini zusammen. Die Kombinationsmöglichkeiten sind schier unendlich.

Fehlen Ihnen die Ideen, durchforsten Sie doch die köstlichen Rezeptvorschläge, die Sie ebenfalls am Ende finden.

Ein Abendessen rein basisch

Während einer Basenkur kommen abends Suppen auf den Tisch. Die Suppen dürfen Fett, genauso wie pflanzliche Sahne enthalten. Vorteilhaft ist dabei die deutlich bessere Sättigung, als wenn Sie die beiden Zutaten weglassen. Wer abends die leichtere Variante ohne Fett oder pflanzliche Sahne wählt, belastet den Körper und die Nachtruhe nicht mit dem Verdauungsprozess.

Achten Sie aber darauf, dass Sie nachts nicht durch einen knurrenden Magen und Hungergefühle geweckt werden. Daher sollten Sie sich an der Suppe ruhig richtig satt essen.

Wird die Basenkur mit einer Darmsanierung verbunden, nutzen Sie spezielle Darmreinigungspräparate, wovon Sie abends die zweite Portion zu sich nehmen. Da diese Mittel eine stark sättigende Wirkung haben, werden Sie die Nacht nur mit einer Suppe und ohne Hungergefühl gut überstehen.

Gibt es kleine Snacks für zwischendurch?

Beim Entschlacken sollten Sie auf kleine Köstlichkeiten zwischendurch komplett verzichten. Durch die strikt eingehaltenen Pausen erfolgt eine optimale Unterstützung der Entgiftung und dem Ausleiten der Schlacken. Eine schöne Kombination mit der Entschlackung ist daher das intermittierende Fasten. Dabei gibt es unterschiedliche Varianten, die Sie in den Tagesrhythmus einfließen lassen können. Die beliebteste ist 16/8, wobei 16 Stunden gefastet wird.

Beim intermittierenden Fasten können Sie genauso die 18/6 oder 20/4 Methode und das 5/2 Fasten nutzen.

Im groben bedeutet intermittierendes Fasten, dass Sie 2 Hauptmahlzeiten am Tag zu bestimmten, festgelegten Zeiten essen und dazwischen nur Wasser trinken.

In Kombination mit einer Entschlackung fallen die Snacks zwischendurch natürlich weg.

Da Sie das Frühstück ausfallen lassen, hat der Organismus einen längeren Zeitraum, den er für die Entgiftung Ihres Körpers nutzen kann. Können Sie trotz aller Anstrengung nicht auf Zwischenmahlzeiten verzichten, sollten Sie ausschließlich auf gesunde, basische Snacks zurückgreifen.

Köstlichkeiten für zwischendurch können beispielsweise Gemüse-Pommes mit einem basischen Dip oder Pellkartoffel mit einer Creme aus Avocados sein. Um aber einen optimalen Effekt zu erzielen, ist frisch gepresster Gemüsesaft die bessere Wahl.

Während der Entschlackung trinken

Getränke wie Wasser, Früchtetee, Basentee oder Gemüsesaft sind ungesüßt erlaubt. Allerdings sollten Sie die Getränke nicht zum Essen trinken. Besser ist, wenn Sie vor dem Essen 30 Minuten warten und nach dem Essen mindestens eine Stunde. Warum?

Weil die Getränke Einfluss auf den Verdauungsprozess haben. Durch die zusätzliche Flüssigkeit werden die Verdauungssäfte verdünnt. Die Entschlackungsernährung gibt dem Körper bereits genug Flüssigkeit, die in Obst, Suppen, Gemüse und Salat enthalten ist.

Allen Annahmen zum Trotz brauchen Sie nur 30 ml Wasser je Kilogramm Körpergewicht.

Diese Faustregel gilt, wenn sich sehr viele Schlacken im Körper angesammelt haben und Sie Gewicht verlieren möchten.

Ansonsten ist ein Liter zusätzliche Flüssigkeit ausreichend, wenn Sie sich bewusst ernähren und regelmäßig eine Entschlackungskur durchführen.

<u>Bonus 1</u>: Ein 7 Tage Ernährungsplan für basische Ernährung

Der nachfolgende Ernährungsplan dient als Anregung, auf dem Sie Ihren individuell abgestimmten basischen Ernährungsplan aufbauen können. Die darin aufgeführten Obst- und Gemüsesorten lassen sich einfach gegen andere austauschen, die Ihnen besser schmecken.

Schauen Sie dabei nach saisonalen Früchten, Salaten und Gemüsesorten, die aus heimischen Anbaugebieten kommen und nicht belastet sind.

Eine gute Anlaufadresse ist der Bio-Bauer, der Bio-Laden um die Ecke oder aber der Supermarkt, der Bio-Produkte anbietet.

Der folgende 7-Tage-Plan ist auf eine rein basische Ernährung ausgelegt und hilft dem Körper sehr gut beim Entschlacken.

Sie werden staunen, wie lecker eine gesunde Ernährung sein kann.

1. Tag

Frühstück: basisches Müsli bestehend aus Kastanienflocken, Beeren der Saison und Erdmandel

Mittagessen: Bratkartoffeln mit Kräutern, dazu einen Rucola-Salat

Abendessen: basische Suppe aus Gemüsebrühe mit Paprika, Kresse, einer kleinen Kartoffel mit Mandelsahne verfeinert

2. Tag

Frühstück: basischer Brei bestehend aus pürierten Bananen, Karotten, Mandeln und Apfel

Mittagessen: basischer Nudelsalat aus Kürbis mit Granatapfelkernen und Rucola – der Kürbis wird in feine Streifen gehobelt, mit Salat und den Kernen vermengt und mit feinem Dressing angerichtet

Abendessen: basische Suppe aus Kartoffeln, Maronen, Möhren, Äpfel und Sellerie.

Zum Würzen kommt eine delikate Gewürzmischung nach Ihrem Geschmack zum Einsatz.

3. Tag

Frühstück: basische Creme aus Heidelbeeren mit Mandelmus

Mittagessen: basischer Cäsar-Salat aus Romana-Salat, Algen und Pinienkernen mit einem geschmackvollen Dressing. Dieser Salat ist „vegan"!

Abendessen: basische Suppe aus Chinakohl, Maronen und Champignons mit Petersilie, Lorbeerblatt, Thymian und Ingwer abgeschmeckt und mit Mandelmus verfeinert.

4. Tag

Frühstück: basischer Shake mit Bananen, Mandeln, Mandelmilch, Zimt und eventuell Yaconsirup

Mittagessen: basischer Gartensalat aus rohem Weißkohl, blanchierten Grünkohl, Kirschtomaten und Sonnenblumenkernkeimlingen

Abendessen: basische Suppe aus Brokkoli, Staudensellerie und Spinat mit Kokosmilch

5. Tag

Frühstück: Früchtefrühstück aus basischen Früchten wie Bananen, saisonalen Beeren und Äpfeln, zusammengefügt mit Mandelmilch und Erdmandelflocken

Mittagessen: basischer Wildreissalat mit Mais und Kirschtomaten – Lassen Sie den Wildreis keimen und verwenden Sie die Keimlinge für die Herstellung des Salats.

Abendessen: basische Suppe aus Steckrüben, Kartoffeln, Sellerie und Möhren, mit Petersilie und Majoran gewürzt

6. Tag

Frühstück: basischer Smoothie aus Bananen, Gerstenpulver, Spinat und Kokoswasser, gewürzt mit Kurkuma, Vanille und Zimt

Mittagessen: basischer Chicorée-Salat mit Ingwer-Kurkuma-Dressing – als Zutaten fügen Sie Chicorée, Mango-Fruchtfleisch, Avocados mit einem Dressing aus Mandelmus, Yaconsirup, Zitronensaft, Kurkuma und Ingwer zusammen.

Abendessen: basische Suppe aus Blumenkohl mit Zwiebeln und Norisstreifen. Für die Cremigkeit wird Mandelmus zugefügt.

<u>**7. Tag**</u>

Frühstück: basischer Smoothie aus Mandelmilch und Sanddornsaft mit Pfirsich, Banane und Apfel

Mittagessen: basischer Rohkostsalat aus Rote Bete, Rettich und Algen. Alternativ roher Brokkoli-Salat mit Rosinen und Äpfeln.

Abendessen: Heilfasten-Suppe mit basischen Gemüsesorten (Wenn Ihnen der Aufwand bei der Herstellung zu groß ist, können Sie auch die Gemüsesuppe mit Bio-Gemüse auf dem Tiefkühlregal verwenden)

Erst basische und anschließend basenüberschüssige Ernährung

Auf Dauer sollten Sie sich nicht mit einer rein basischen Ernährungsweise ernähren. Denn der Körper wird nicht mit der richtigen Menge aller wichtigen Vital- und Nährstoffe versorgt. Wenn Sie aber diese Ernährungsform beibehalten wollen, sollten Sie auf basenüberschüssige Ernährung zurückgreifen, die Sie auch bedenkenlos auf Dauer in Ihren Lebensstil aufnehmen können.

Wer etwas für die Gesundheit machen möchte und die 7 Tage der Entschlackung durchgestanden hat, sollte nicht wieder auf die alten Essgewohnheiten zurückgreifen, die für die Übersäuerung des Körpers verantwortlich ist.

Denn nur eine kurze Pause oder eine Phase der Entschlackung bewirkt nicht auf Dauer, dass Sie sich vitaler, gesünder und besser fühlen. Jetzt ist der Zeitpunkt für eine basenüberschüssige Ernährung gekommen, die den verbesserten Säure-Basen-Haushalt unterstützt und dabei hilft, ihn im Gleichgewicht zu halten.

Basenreiche Ernährungsweise im Alltag verwenden

Die basenüberschüssige Ernährung beruht auf dem 70/30 oder dem 80/20 Prinzip. Diese Zahlen haben Sie bereits gelesen. Doch was verbirgt sich genau hinter den Zahlen?

Nachdem Sie bereits eine rein basische Fastenkur durchgeführt haben, benötigen Sie eine Ernährungsweise, die Sie auf Dauer beibehalten und prima in den Alltag integrieren können. Während des Fastens haben Sie vielleicht festgestellt, dass Sie sich besser fühlen, gesundheitliche Probleme weniger geworden sind und ein paar Pfunde weniger auf der Waage erscheinen.

Dafür waren gerade einmal ein bis zwei Wochen nötig! Das macht doch nachdenklich und gibt Ihnen sicherlich den nötigen Motivationsschub, diesen Erfolg weiter auszubauen und auch auf Dauer zu erleben. Wie können Sie die Erkenntnisse und die daraus resultierenden Erfolge auch im Alltag erfahren, die durch das gesunde Gleichgewicht des Säure-Basen-Haushalts entstehen?

Die rein basische Fastenkur ist im Alltag schwer umsetzbar, da nicht immer die Möglichkeit besteht, sich dementsprechend zu ernähren und nicht die nötige Energie durch Vital- und

Nährstoffe bereitgestellt wird, die Sie und Ihr Körper brauchen. Wer dauerhaft ein Gleichgewicht des Säure-Basen-Haushalts herbeiführen möchte, braucht nicht zwangsläufig auf alle säurebildenden Lebensmittel zu verzichten.

Wichtig ist das richtige Verhältnis von Säuren und Basen, dass Sie dem Körper durch die Nahrungsaufnahme zuführen. Dafür ist eine basenüberschüssige Ernährung ideal, die auf dem 80/20 Prinzip beruht.

Was steckt hinter dem 80/20 Prinzip?

Im Idealfall ist Ihre Ernährung so gestaltet, dass 80 Prozent der Nahrungsmittel und Getränke basisch sind. Die übrigen 20 Prozent können Sie mit guten Säurebildern viel Vollkorn, Sojabohnen, Nüsse, Nudeln, Käse sowie Fleisch und Fisch abdecken.

Grundsätzlich bedeutet das nichts anderes, dass in der Bilanz des Säure-Basen-Haushaltes immer ein Basenüberschuss entsteht, der für ein dauerhaftes Gleichgewicht sorgt.

Um dieses Prinzip in den Alltag zu implementieren, erhalten Sie einige interessante Tipps, damit Ihnen eine gesunde, ausgewogene Ernährung leichtfällt.

Sie können ganz entspannt mit der Umsetzung starten, weil es keine allzu strengen Richtlinien gibt.

Zudem haben Sie durch die Basenkur schon einiges gelernt, was Sie bei der basenüberschüssigen Ernährung nutzen können.

- die Basis für Suppen bilden Kartoffeln, Kürbis und Steckrüben. Im ersten Schritt werden diese gargekocht, püriert und anschließend mit Pfeffer und Kräutern gewürzt.
- cremige Soßen und köstliche Salatdressings lassen sich bequem mit Nuss Mus herstellen. Beim Kauf sollten Sie aber unbedingt auf die Zutatenliste schauen, um auszuschließen, dass kein zusätzlicher, versteckter Zucker enthalten ist.
- ein wichtiger Teil der basischen Ernährungsweise sind frische Kräuter, die Sie zum Würzen verwenden. Sie stellen einen guten Ersatz für Salz dar und peppen viele Gerichte mit einem einzigartigen Aroma auf. Um immer frische Kräuter griffbereit zu haben, können Sie sich im Garten oder auf Ihrem Balkon einen kleinen Kräutergarten anlegen. So haben Sie immer die Möglichkeit, auch neue

Gewürzkreationen auszuprobieren. Bauen Sie Schnittlauch, Petersilie, Basilikum, Estragon und auch Kerbel, Dill, Thymian, Basilikum oder exotische Gewürze an.

- Gemüse und Obst spielen eine Hauptrolle. Nutzen Sie saisonales Obst und Gemüse, dass Sie beim Bio-Bauern oder im Bio-Laden kaufen und kochen Sie sich darauf köstliche Suppen und Gemüsegerichte.
- als Beilage dürfen Sie Säurebilder wie Nudeln Fisch und Fleisch genießen. Achten Sie aber auf die Mengen, die Sie davon verzehren.
- für kleine Snacks zwischendurch sind Nüsse, Oliven und Trockenobst ideal.
- bei Getreideprodukten sollten Sie auf Vollwertgetreide zurückgreifen. Anstatt Weizen sollten Sie Hirse, Dinkel, Buchweizen, Amarant, Quinoa oder Braunhirse probieren.
- eine tägliche Trinkmenge von 2 bis 3 Liter Kräutertee oder Wasser sollten Sie sich angewöhnen und komplett auf extrem zuckerhaltige Getränke verzichten. Sie belasten nur

unnötig den Organismus mit Säure und nicht benötigten Kalorien, die sich am Bauch und an den Hüften festsetzen. Einem wahren Kaffeetrinker fällt es schwer, auf den genüsslichen Kaffee zu verzichten. Versuchen Sie, den Konsum auf zwei Tassen am Tag zu beschränken, wenn es gar nicht anderes geht.

- eine basische Mahlzeit am Morgen besteht vorzugsweise aus einem Müsli mit Obst. Das brauchen Sie aber nicht trocken zu essen, sondern können anstelle von Milch Orangen-, Zitronensaft, Mandelmilch oder eine pürierte Banane zufügen. Damit wird das Müsli basischer und die beigefügten Obstsorten für den Organismus bekömmlicher. Ein gutes Frühstück ist zudem ein frisch gepresster Saft oder ein basischer Smoothie.
- indem Sie in jede Mahlzeit grüne Lebensmittel integrieren, unterstützen Sie die Entgiftung des Körpers und sorgen gleichzeitig dafür, dass eine sauerstoffreiche Umgebung vorhanden ist. Ermöglicht wird dieses durch den hohen

Chlorophyll-Anteil in grünen
Lebensmitteln. Spinat,
Avocados, Gurken, Sellerie,
Grünkohl haben eine gute
basische Wirkung.

- vermeiden Sie nach Möglichkeit
  säurebildende Lebensmittel wie
  Alkohol, gesüßte Limonaden,
  isotonische Getränke, industriell
  hergestellte Fruchtsäfte sowie
  Zucker in jeder Form.
- verzichten Sie auf einen
  häufigen Genuss von
  säurebildenden Lebensmitteln
  wie Milchprodukte, Bohnen,
  Fisch, Fleisch und Mais, da diese
  den Organismus zu stark
  belasten.
- trinken Sie am Tag 2 Gläser
  grüne Getränke.
  Gerstengraswasser oder
  Weizengraswasser können Sie
  mit einem Teelöffel des
  jeweiligen Pulvers ganz bequem
  herstellen, indem Sie einfach
  Wasser hinzufügen.
- gewöhnen Sie sich an, auf
  nüchternen Magen täglich ein
  Glas warmes Zitronenwasser zu
  trinken. Dafür pressen Sie eine
  halbe Zitrone aus und füllen das
  Glas zusätzlich mit warmem
  Wasser.

- ausreichend Wasser trinken am Tag ist sehr wichtig. Die Menge kann durchaus bei zwei bis drei Liter liegen und ist abhängig von Ihrer Körpergröße und Ihrer Aktivität.

Die Liste der Tipps kann unendlich fortgeführt werden, damit Ihr Säure-Basen-Haushalt wieder ins Gleichgewicht kommt und dort dauerhaft bleibt. Das wichtigste ist aber, dass Sie sich entweder im Verhältnis 80/20 oder 70/30 basisch ernähren.

Denn dann kann der Organismus ein gesundes Gleichgewicht zwischen Säure und Basen herstellen und beibehalten. Denken Sie positiv, seien Sie dankbar und lächeln Sie. Diese drei Dinge haben auch eine basische Wirkung, die Sie nicht unterschätzen sollten!

Basische Ernährung und Sport

Basische Ernährung bietet auch für Sportler viele Vorteile, da durch die optimale Basen-Balance der Muskel bei intensiven Trainingseinheiten und im Wettkampf nicht übersäuert. Lange Zeit wurde dieses von Sportmedizinern und Trainern als Unsinn abgetan.

Doch mittlerweile sehen Ärzte, Trainer und Sportler eine enge Verbindung zwischen Säure-Basen-Haushalt und dem Muskel- und Energiestoffwechsel, der bereits durch eine kleine, temporäre Verschiebung aus dem Gleichgewicht geraten kann. Verschiebt sich dieser in Richtung sauer, wirkt sich das auf den Stoffwechsel und den Hormonhaushalt ungünstig aus. Demzufolge hat auch beim Sport die basische Ernährung eine zentrale Rolle inne.

Die üblichen Nahrungsmittel, die Sie über den Tag hin essen, zerlegt der Stoffwechsel bei der Verdauung ist seine Bestandteile. Dabei werden auch die enthaltenen Basen und Säuren freigesetzt.

Die Wirkung der Lebensmittel im Körper lassen sich nicht über den Geschmack, Geruch oder das Aussehen bestimmen.

Wie Sie ja bereits wissen, sind sauer schmeckende Lebensmittel wie Zitronen oder Grapefruits nicht unbedingt säurebildend. Aus ihren Inhaltsstoffen entstehen bei der Verstoffwechselung Basen. Ein Stück Fleisch hingegen bildet bei der Verdauung Säure, obwohl es gar nicht sauer schmeckt.

Wenn Sportler auf basische Pflanzenkost zurückgreifen, ergibt sich ein Anstieg der Basen. Dieses hat positive Auswirkungen auf die Leistungsfähigkeit. Denn je höher der Hydrogencarbonatgehalt im Blut ist, desto schneller und effektiver kann im Muskel entstehendes Laktat wieder abgebaut werden. Daher ist es für den Sportler ohne weiteres möglich, über einen längeren Zeitraum zu trainieren und den Muskel über die Grenzen hinweg zu fordern. Im Sport wird diese extreme Leistung, die im anabolen laktaziden Bereich stattfindet, auch als Soda-Loading bezeichnet. Etabliert hat sich der Begriff und damit verbundene Effekt bei Sportarten wie Fußball, Eishockey, Schwimmen und Leichtathletik.

Durch eine erhöhte Laktose Konzentration in der Muskulatur ergibt sich eine Verringerung bei der Energiegewinnung aus Glykogen, wodurch auch der pH-Wert im Muskel nicht mehr optimal ist und dieser sauer wird.

Folge davon sind bei großer Anstrengung kleine Muskelfaserrisse, die sich als böser Muskelkater darstellen.

Greifen Sportler allerdings auf eine basische Grundernährung zurück und trinken dazu Wasser, das mit Hydrocarbonat angereichert ist, wird sich auch nach einem mega intensiven Training kein böser Muskelkater, sondern nur ein kleines Schmusekätzchen entwickeln.

Um dieses zu erreichen ist es notwendig, dass am Tag mindestens fünf Portionen Obst und Gemüse gegessen werden.

Eine solche basische Basisernährung für Sportler umfasst eine Menge von rund 700 Gramm, wobei der Anteil an Gemüse überwiegen sollte.

Eine wichtige Faustregel für die Basen-Balance eines Sportlers lautet folgendermaßen:

Damit die Säurelast von 100 Gramm Nudeln, Fisch oder Fleisch ausgeglichen wird, muss eine zwei- bis dreifache Menge Salat, Obst und Gemüse verzehrt werden!

Pasta- und Fleischfans dürfen sich daher freuen. Denn wenn ausreichend Obst und Gemüse gegessen wird, braucht auf das Lieblingsgericht ab und zu nicht verzichtet zu werden.

Denn die Form der basischen Sporternährung macht es möglich und sorgt dafür, dass Höchstleistungen mit geringem Muskelkater als Folge erreichbar sind.

Vor- und Nachteile einer basischen Ernährung

Grundsätzlich bietet die basische Ernährung fast nur Vorteile, weil Sie damit Ihr körperliches Wohlbefinden verbessern, Krankheiten entgegenwirken und negative Auswirkungen wie Müdigkeit, Schlappheit, Lustlosigkeit und Antriebslosigkeit bekämpfen können.

Diese Ernährungsform besteht in der Hauptsache aus frischem Gemüse, Obst, Pilzen und Kräutern, aus denen Sie köstliche Gerichte zaubern können. Genauso sind Hülsenfrüchte Vollkorn, Nüsse, Pflanzenöle, Samen und gelegentlich Fisch und Fleisch erlaubt, obwohl diese Lebensmittel säurebildend sind.

Aus der Kombination heraus, erhält der Körper die nötigen Vitamine und Nährstoffe, die er für einen gut funktionierenden Organismus braucht. Da die meisten basischen Gerichte kalorienarm sind, lassen sie sich leicht verdauen und bieten den Vorteil, dass der Körper beim Verdauungsprozess auf vorhandene Fettreserven zurückgreift, um wichtige Energie bereitzustellen.

Da komplett auf Zucker und auf Zuckerzusatzstoffe verzichtet wird, spüren Sie nach recht kurzer Zeit eine tolle Veränderung.

Sie fühlen sich fitter, agiler, vitaler und wacher als vor der Ernährungsumstellung.

Nachteile bringt diese Ernährungsform nur mit sich, wenn Sie die rein basische Ernährung über einen längeren Zeitraum durchführen wollen und nicht nach der empfohlenen Zeit auf eine basenüberschüssige Ernährung umschwenken.

Wer über eine längere Zeitspanne nur rein basisch isst, verweigert dem Körper die lebenswichtigen Vitamine und Nährstoffe, die für die Gesunderhaltung wichtig sind. Daher ist es wichtig, dass Sie die richtige Balance zwischen rein basischer und basenüberschüssiger Ernährung finden.

Als weiteren Nachteil könnte auch der höhere Aufwand gesehen werden, da nur frische Zutaten zum Einsatz kommen. Diese müssen geputzt, geschält, gekocht und zubereitet werden.

Dafür benötigen Sie schon eine gewisse Zeit, die Sie angeblich nicht haben. Doch wofür gibt es in Ihrem Zuhause denn eine Küche, wenn Sie diese nicht nutzen?

Sehen Sie die Zeit, die Sie für die Vorbereitung und Zubereitung brauchen doch einfach positiv und entdecken Sie nicht nur die Vorteile, sondern auch die geschmackliche Vielfalt der frischen Lebensmittel neu.

Ihre bisherige Ernährung war vollgestopft mit Konservierungsmitteln, Zucker und Geschmacksverstärkern, die den natürlichen Geschmack überdeckt haben.

Basische Küche lädt zum Experimentieren ein, da Sie viele Lebensmittel zusammen verarbeiten können. Sie müssen sich nur darauf einlassen.

Ein weiterer Grund, warum Sie vielleicht eine basische Ernährung nicht wollen, könnte sich folgendermaßen gestalten. Es ist viel, zu umständlich, zu aufwendig und teuer. Fakt ist aber, dass Burger, Pizza, Fertiggerichte & Co. teurer als frisches Gemüse und Obst sind!

Ein Nachteil, der vielleicht nachvollziehbar ist, könnte sich daraus ergeben, dass Sie sich doch sehr stark einschränken und von Ihren bisherigen Gewohnheiten Abstand nehmen müssen. Für die meisten ist es noch in Ordnung, auf Fleisch und Käse zu verzichten.

Doch der Verzicht auf Kaffee, Süßigkeiten und Alkohol wiegt doch bedeutend schwerer und verhindert vielfach, dass eine basische Ernährung in Betracht gezogen wird.

Wenn Sie wieder einmal darüber nachdenken, die Ernährungsweise zu verändern, halten Sie sich die vielen Vorteile der basischen Ernährung vor Augen, die eine wirklich gute Alternative zu den üblichen Essgewohnheiten mit Pizza, Pasta,

Burger, Fertiggerichten, Kantinenessen & Co.
sein kann.

Ein Stück Geburtstagskuchen, mal ein Glas Bier
mit Freunden und ein Gläschen Wein zu einem
besonderen Anlass darf ruhig sein. Und wenn
Sie jetzt einmal ehrlich zu sich selbst sind,
wissen Sie auch Dinge, auf die Sie verzichten,
wieder viel mehr zu schätzen und zu genießen.

Die Vorteile im Überblick zusammengefasst:

- steigert das Wohlbefinden
- vermindert Schmerzen und
  Entzündungen im Körper
- Wirkt einem Nährstoffmangel entgegen
- unterstützt beim Abnehmen und
  anschließend dabei, das Wunschgewicht
  zu halten
- reduziert das Risiko von Krebs, Rheuma,
  Arthrose und weiteren chronischen
  Krankheiten
- sorgt für ein intaktes Immunsystem
- wirkt unterstützend bei der Verdauung
- die Gesundheit des
  Herzkreislaufsystems wird verbessert
- mehr Energie, mehr Vitalität und
  bessere Konzentrationsfähigkeit

Basische Ernährung und auftretende Nebenwirkungen

Wie bei allen Ernährungsumstellungen, wo von der bisherigen Ernährungsform auf eine gesunde Variante gewechselt wird, treten Nebenwirkungen auf. Sie können sich in Schwindelgefühl, Kopfschmerzen und weiteren Symptomen wie Heißhungerattacken darstellen. Es sind Entzugserscheinungen, weil Ihr Körper darauf reagiert. Im ersten Moment ist der Organismus mit der neuen, veränderten Ernährung völlig überfordert.

Denn er bekommt nicht mehr die „gesundheitsschädigenden" Nahrungsbestandteile, die er bisher zu verarbeiten hatte. Immer, wenn Sie bei Ihrer Ernährung auf bestimmte Bestandteile wie beispielsweise Zucker verzichten, ist das für Ihren Körper wie ein Entzug. Doch nach ein paar Tagen gewöhnt er sich an die neue Ernährungsweise und Sie werden schon bald eine positive Veränderung spüren. Gerade in der Phase, wenn Nebenwirkungen auftreten, verlässt die meisten Menschen der Mut, weiterzumachen.

Haben Sie aber diese anfängliche Phase überstanden, können Sie einem gesunden Lebensstil entgegengehen.

Das Konzept der basischen Ernährung
unterliegt keiner einheitlichen Definition.

Daher können Sie basische Lebensmittel bei
jeder Diät und Ernährungsumstellung
verwenden, um einer Übersäuerung des
Körpers entgegenzuwirken und den
Organismus gesund zu halten. Eines muss
Ihnen aber bei einer Ernährungsumstellung
immer klar sein.

Es nützt nichts, wenn Sie sich nur über einen
bestimmten Zeitraum anders als üblich
ernähren.

Um die ganzen positiven Effekte der basischen
Ernährung und weitere positive Eigenschaften
der Ernährungsumstellung auszukosten,
bedeutet das, langfristig an diesem gewählten
Konzept festzuhalten und nicht wieder in alte
Gewohnheiten abzudriften.

Gönnen Sie sich Annehmlichkeiten

Weil eine Ernährungsumstellung für Ihren Körper gerade zu Anfang Stress bedeutet, sollten Sie nicht vergessen sich etwas Gutes zu tun.

Im ersten Schritt sollten Sie anfangen, bewusster zu leben, mehr auf sich selbst zu achten, zusätzlichen Stress vermeiden, Sport treiben oder vielleicht gelegentlich zum Entspannen in die Sauna gehen. Beim Abbau von Säuren in Ihrem Körper wirken diese Dinge wahre Wunder.

Eine schöne Möglichkeit ist auch ein angenehmes Entspannungsbad. Dabei kann Ihre Haut endlich wieder aufatmen. Sie ist nämlich nicht nur die äußere Verpackung Ihres Körpers, die hübsch anzuschauen ist. Vielmehr erfüllt das größte Organ große Aufgaben, die mit den Zellen und dazugehörigen Funktionen gemeistert werden. Um dem Körper und der Haut etwas Besonderes zu bieten, lohnt sich ein basisches Wellness-Bad, das den Säureschutzmantel abbaut, damit Säuren und Ablagerungen aus dem Bindegewebe abfließen und besser ausgeschieden werden können.

So hat ein spezielles „Auslauge Bad" eine sehr gute entsäuernde und reinigende Wirkung.

Ein solches Basen Bad ist ideal bei einer Entsäuerung und Umstellung auf eine basische Ernährung.

Massagen sind auch eine ideale Unterstützung beim Entschlacken und Entgiften. Durch sanfte kreisende Bewegungen regen Sie die Durchblutung der Haut und die Lymphen an. Festsitzende Schlacken werden durch die Anregung der Haut aus dem Gewebe gelöst und können besser abgebaut werden.

Solche Massagen lassen sich sehr gut zu Hause mit einem Luffa-Schwamm oder einer weichen Bürste unter der Dusche oder in der Badewanne durchführen. Eine weitere Möglichkeit ist eine Salz-Öl-Mischung, die Sie für eine Massage verwenden und auf der Haut verteilen können.

Die Mischung wird auf verschiedene Körperpartien aufgetragen und mit kreisenden Bewegungen einmassiert, bis keine Salzkristalle mehr vorhanden sind. Eine weitere Mischung für eine Massage lässt sich mit Salz aus dem Toten Meer, Ingweröl und Olivenöl herstellen.

Dieses Massageöl befreit die Haut von abgestorbenen Hautzellen, entspannt, regt die Durchblutung an und hilft beim Entschlacken.

Die beste Methode, um innere Ruhe und Entspannung zu finden, ist ein ruhiger Platz, an den Sie sich zurückziehen können.

Gestalten Sie sich einen Rückzugsort, wo Sie sich wohlfühlen. Wichtig ist, dass Sie sich gedanklich mit schönen Dingen beschäftigen.

Nehmen Sie sich dafür am Tag eine gewisse Zeit lang Zeit. Schöne Gedanken und gute Gefühle unterstützen bei vielen Dingen, auch wenn Sie sich ab jetzt basisch ernähren wollen.

Mit basischer Ernährung in ein gesünderes, vitaleres Leben starten

Basische Ernährung ist kein Hexenwerk. Sie brauchen nur an ein paar Rädchen zu drehen, um Ihre alten Essgewohnheiten gegen eine gesunde Ernährung auszutauschen, die den Säure-Basen-Haushalt wieder ins Gleichgewicht bringt.

Auch wenn am Anfang ein paar Hürden zu nehmen sind, wird es Ihnen nachher leichtfallen, die basische Ernährung in Ihren Alltag zu integrieren.

Der Effekt, der sich nach kurzer Zeit einstellt, ist ein gesunder Organismus, der stark ist und nicht durch Schlacken und Giftstoffe belastet wird.

Die Abwehrmechanismen in Ihrem Körper funktionieren einwandfrei, weil der Organismus alle wichtigen Vitamine und Nährstoffe bekommt, die das Immunsystem stärken und für die Gesunderhaltung des Körpers wichtig sind.

Der Körper muss sich nicht mehr nur auf den Abbau von Giftstoffen und Schlacken konzentrieren, sondern kann wieder Selbstheilungsprozesse unterstützen, wo vorher keine Energie dafür vorhanden war. Die neue Art und Weise der Verstoffwechselung sorgt dafür, dass genug Ressourcen an Energie übrigbleiben, weil diese nicht mehr für die Verdauung gebraucht werden.

Machen Sie den Anfang mit einer Entschlackungskur und wählen Sie anschließend die basenüberschüssige Ernährung, um Ihren Lebensstil zu verändern. Das große Ziel, das alle Menschen haben, ist bis ins hohe Alter gesund und vital zu bleiben.

Indem Sie auf Ihre Gesundheit achten, auf Ihren Körper hören und sich dementsprechend verhalten, steht dem nichts im Wege. An die Ernährung für einen gesunden, ausgeglichenen Säure-Basen-Haushalt gewöhnen Sie sich schnell, wenn Sie mit der richtigen inneren Einstellung herangehen. Schwierig ist es auch nicht.

Sie brauchen keine Kalorien zu zählen, nur sich die Zeit zum Einkaufen und zum Kochen zu nehmen.

Schon ein Blick auf die Obst- und Gemüsevielfalt weckt garantiert die Lust, endlich einmal wieder etwas Gesundes zu essen. Gewicht werden Sie ganz automatisch verlieren, da der Stoffwechsel durch die Vitamine, Mineralstoffe und Spurenelemente einwandfrei funktioniert.

Steigen Sie ein in die basische Ernährung und entdecken Sie die Vielfalt der köstlichen Gerichte. Sie erleben wahre Geschmacksexplosionen, die Sie so schon lange nicht mehr erlebt haben.

Denn die Reinheit der Lebensmittel wird nicht durch Geschmacksverstärker, Zucker und weitere Inhaltsstoffe überdeckt und verfälscht. Möhren schmecken wieder wie Möhren, Äpfel wie Äpfel, weil die Reinheit des Geschmacks bei der eigenen Zubereitung in Ihrer Küche erhalten bleibt.

Nehmen Sie die Einladung zu einem gesünderen Lebensstil an und genießen Sie die kleinen Auszeiten, die sich durch die eigenhändige Zubereitung der Speisen im Alltag ergeben. Schärfen Sie Ihr Bewusstsein für Ihren Körper und Ihre Gesundheit.

Eine Veränderung der Ernährungsgewohnheiten bringt für Sie viele positive Aspekte mit sich, weil sich dadurch auch das gesamte Leben verändern kann, gerade, wenn Sie von ständigen Schmerzen und Müdigkeit geplagt sind. Ändern Sie Ihre Essgewohnheiten und nutzen Sie die vielen Vorteile, die Ihnen eine basische Ernährung bietet, um wieder gesund, vital, agil und lebensfroh zu werden und lange zu bleiben!

Basische und saure Lebensmittel im Überblick

Es gibt eine Vielzahl von Lebensmitteln für eine basische Ernährung. Neben Gemüse und Obst, die basisch sind, gehören Wurst- und Fleischwaren, Meeresfrüchte, Fisch, und Milchprodukte der Kategorie saure Nahrungsmittel an.

Nüsse und Hülsenfrüchte sind auch säurebildend, sollen aber in geringen Mengen gesund sein, weil sie gute Säurebildner sind.

Nachfolgend erhalten Sie eine Übersicht, die viele der wichtigsten Nahrungsmittel enthält. Einige davon sind sogar sehr wertvoll, weil diese stark basisch sind.

Genau diese und weitere sind in der Einteilung aufgeführt:

Bonus 2: Pro-Kontra-Lebensmittelliste

Stark basische, wertvolle Lebensmittel

- **Brennnessel** begünstigen die Entgiftung Ihres Körpers und sind besonders gesund, weil sie reich an Vitamin C sowie Mineralien sind.
- **Löwenzahn** bietet Ihrem Körper eine große Menge Bitterstoffe, hat viel Eisen und enthält das Präbiotikum Insulin.
- **Petersilie** ist ein hervorragender Kaliumliferant, enthält zudem aber auch große Mengen Eisen, Calcium, Magnesium, Vitamine, sekundäre Pflanzenstoffe und Chlorophyll. Sie unterstützen die Ausleitung über den Darm und die Leber, zählen daher zu den großartigsten Entgiftern, haben eine entzündungshemmende Wirkung und können die Lunge sogar vor krebserregenden Stoffen schützen.
- **Gräser** wie Weizen- und Gerstengras haben einen hohen Anteil an Chlorophyll, Vitamin K, Folsäure und sind reich an Mineralien. Genau diese basischen Mineralien wie Kalium, Eisen und Magnesium, aktivieren die körpereigene Basenbildung, wirken antimyotisch,

antibakteriell und fördern das Entgiften des Körpers.

- **Schwarzer Rettich** und weitere Rettich Sorten wie weißer und roter Rettich enthalten eine Vielzahl von Mineralstoffen, Vitaminen, Spurenelementen und sekundären Pflanzenstoffen wie Senföle, die auch als Isothiocyante bezeichnet werden. Rettich ist nicht nur perfekt für eine basische Ernährung, sondern auch bei Erkältungen sehr zu empfehlen.

- **Grünkohl** gehört zu den top basischsten Lebensmitteln und erfüllt damit die höchsten Basen-Ansprüche. Er ist voller Mineral- und Vitalstoffe, stärkt das Immunsystem, wirkt Entzündungsprozessen in Ihrem Körper entgegen und ist das beste Lebensmittel gegen Krebs. Das enthaltene Vitamin K sorgt für eine Reinigung des Blutes und der Blutgefäße. Der hohe Calciumgehalt ist doppelt so hoch wie in Milch und sorgt für starke Knochen.

- **Spinat** in Bioqualität steht ganz oben in der Säure-Basen-Tabelle, auch wenn er eine gewisse Menge Nitrat enthält. Mittlerweile ist erwiesen, dass diese sogar eine vorteilhafte Wirkung haben, wenn die Dosierung richtig ist. So versorgen beispielsweise die Mitochondrien (Energieproduzenten) die Zellen in der Muskulatur. Aus den

Nitraten wird im Körper Stickstoffmonoxid hergestellt, das unter anderen anti-thrombotisch und entzündungshemmend wirkt, die Blutgefäße erweitert und eine vorbeugende Wirkung in Bezug auf Herzkreislauferkrankungen vorweist. Enthalten sind in Spinat zudem viel Vitamin B, C und Beta-Carotin.

- **Trockenfeigen** gehören mit 190 mg pro 100 g auch zu den kaliumreichsten Lebensmitteln und sind ein sehr guter Eisenlieferant. Darüber hinaus liefern sie Kalium, Calcium und Ballaststoffe, die sehr gut verträglich sind und damit verdauungsregulierend wirken.

- **Gurken** sind ein besonderes basisches Lebensmittel, da sie viele gute, sekundäre Pflanzenstoffe, äußerst viel Wasser und im Verhältnis zum Gewicht, nur eine geringe Menge an Mineralstoffen enthalten. Zur Kalorienmenge sind es jedoch sehr viele. Sehr hochwertig ist das Pflanzenzellwasser, das der Organismus direkt für die Entgiftung und Entschlackung einsetzt.

- **Fenchel** enthält ätherische Öle, Mineralien und eine Menge Vitamine.

- **Salat und Gemüse** wie Avocado, Alfalfagras, Blumenkohl, Brechbohnen, Chicorée, Chinakohl, Zwiebeln, Chlorella, Endiviensalat, Kartoffeln, essbare

Blumen, Ingwer, Kichererbsen,
Knoblauch, Kopfsalat, Rucola, Sellerie,
Tomaten, Kresse, Weißkraut, weiße
Bohnen, Sauerkraut, Sauerampfer
- **Obst** wie Brombeeren, Mandarinen,
Bananen, Melone, Mango
- **Kräuter** wie Koriander, Kümmel,
Sellerieblätter, Ingwer, Basilikum
- Obstessig, Balsamico-Essig
- selbst gepresste Obstsäfte und
Gemüsesäfte
- Wasser

Basische Nahrungsmittel

- alle **Obstsorten** und auch getrocknetes Obst, solange es weder zusätzlich gesüßt oder geschwefelt ist. Dazu gehören Erdbeeren, Birnen, Datteln, Feigen, Khakifrüchte, Kiwi, Limetten, Mirabellen, Quitten, Sauerkirschen, Trauben, Apfelsinen, Aprikosen, Bananen, Äpfel, Mangos, Zitronen, Orangen, Mandarinen, Kiwis, Weintrauben, Mirabellen, Melone, Stachelbeeren, Himbeeren, Heidelbeeren, Kirschen, Ananas, Pflaumen, Sternfrucht und Trockenfrüchte
- **Smoothies**, die Sie ohne Zusatz von Zucker aus frischen Früchten und Gemüse herstellen.
- **Salate** wie Endiviensalat, Rucola, Kopfsalat
- **Gemüse** wie Blaukraut, Brokkoli, Auberginen, Chili, frische Erbsen, grüne Bohnen, Kohlrüben, Kohlrabi, Kürbis, Lauch, Paprika, Nachtschattengewächse, Schwarzwurzeln, Spargel, Zucchini, Kartoffeln, Süßkartoffeln, weiße Bohnen, Tomaten, Karotten, Mangold, Gurken, Brechbohnen, Rosenkohl, Rotkohl, Spinat, Wirsing, Artischocken, Steckrüben
- **Algen** und **Pilze** wie Champignons, Trüffel, Morcheln, Steinpilze, Austernpilz und Pfifferlinge

- **Kräuter** und Wildkräuter wie Majoran, Zitronenmelisse, Cayennepfeffer, Lorbeer, Pfefferminze, Rosmarin, Zimt, Oregano, Brunnenkresse, Schnittlauch, Bohnenkraut, Estragon, Salbei, Dill, Petersilie, Chilischoten, Koriander, Kerbel, Muskatnuss, Pfeffer, Thymian, Nelken, Radieschen- und Brokkoli Sprossen
- alle gekeimten Sorten an **Sprossen** wie Sojasprossen
- **Kokosnüsse** und **Mandeln** sind Steinfrüchte und zählen zu den basischen Nahrungsmitteln
- die süßlich schmeckende **Erdmandel** ist eine Knolle, die zu einem Grasgewächs gehört.
- als einzige echte Nuss gehört die **Esskastanie** zu den basischen Lebensmitteln.
- **Konjakpulver**, **Konjakwurzel** und **Lupineneiweiß** sind basisch und die einzige pflanzliche Eiweißquelle
- **Kräutertees**: Verzichten sollten Sie aber auf Früchtetee, weil diese nicht basisch sind.
- **Nüsse und Kerne** wie Fenchelsamen, Kürbiskerne, Kreuzkümmel, Sonnenblumenkerne, Sojanüsse, Leinsamen, Paranüsse
- **Honig** in geringen Mengen
- Brunnenkresse, Bärlauch, Sauerampfer, Kerbel

Saure gute Lebensmittel

- gute, pflanzliche Eiweißquellen sind **Hülsenfrüchte**, wenn diese in Maßen gegessen werden.
- gute Säurebildner sind alle **Vollkorngetreide**. Auf Weizen sollten Sie aber verzichten.
- **Pseudogetreide** wie beispielsweise Amarant und Quinoa bilden gute Säuren im Körper.
- nicht gekeimte **Saaten**
- **Fleisch** in geringen Mengen aus biologischer, artgerechter Haltung
- **Proteinpulver** auf pflanzlicher Basis
- **Tofu**, ohne bedenkliche Zusatzstoffe in Bioqualität
- Lupinenkaffee
- grüner Tee
- Artischocken
- unreifes Obst
- Knäckebrot und Zwieback
- Cashewkerne und Haselnüsse
- Hüttenkäse, Schafskäse, Ziegenkäse
- Nüsse
- Hirse
- Kakaopulver in Rohkostqualität
- Bio-Eier und Fisch in geringen Mengen

Saure schlechte Nahrungsmittel

- **Milchprodukte** aller Art, außer Butter, Sahne, Ghee, da diese als neutral einzustufen sind.
- industriell hergestellte **Fertiggerichte, Fertigprodukte und Fertiggetränke**
- weiße Mehlsorten und Auszugsmehle
- industriell verarbeiteter **Zucker**
- alle **Essigsorten**, außer Apfelessig
- **Lebensmittelzusatzstoffe** wie Konservierungsstoffe, Farbstoffe
- **Früchtetee**
- **Softdrinks** wie Limonade
- **Fruchtsäfte** mit Zuckerzusatz
- **Kaffee**
- Alkohol
- Camembert, Edamer, Frischkäse, Hartkäse, Parmesan, Mozzarella, Schmelzkäse
- Fructose, Milchzucker, Süßstoffe, Marmelade
- Industriell hergestellte **Süßspeisen**
- Reis
- Eier
- Fleisch, Wurst
- Fisch und Meeresfrüchte
- **Sojaprodukte** wie Sojaprotein, das beispielsweise als Ersatz für Hackfleisch genutzt wird
- **Getreideprodukte**, die aus Auszugsmehlen hergestellt werden.

(Kuchen, Gebäck, Nudeln,
Fertigmüslis...)
- Lebensmittel die **Gluten** (Seitan)
  enthalten (vegetarischer Aufschnitt,
  Bolognese, Würstchen und ähnliches)
- alle Lebensmittel, die **Einfachzucker**
  enthalten

Sandra Baulich

Wenn Sie mehr über Ernährung & Gesundheit lernen möchten, dann besuchen Sie doch gerne mal meine weiteren Bücher auf Amazon.

(Einfach Sandra Baulich in die Amazon Suchmaske eingeben)

<u>Bonus 3</u>: 30 besten basischen Rezepte

Vorwort zu den Gerichten

Die basische Ernährung erfreut sich einer immer größer werdenden Beliebtheit. Neben anderen Ernährungsformen zeichnet sie sich dadurch aus, dass durch sie einer Übersäuerung des Körpers entgegengewirkt wird.

Durch die Wahl der richtigen Lebensmittel, sogenannter basischen Lebensmittel, kann die eben erwähnte Übersäuerung vermieden werden. Neben den basischen Lebensmitteln, die in dieser Ernährungsform eingesetzt werden, werden andere Lebensmittel in saure und neutrale Lebensmittel eingeteilt. Was Sie aber mittlerweile ja schon wissen und auch in der Lebensmittelliste nachschlagen können.

Die meisten Obst- und Gemüsesorten finden ihren Platz in der basischen Ernährung. Fisch, Fleisch und einige Milchprodukte hingegen gelten als saure Lebensmittel und sollten daher in dieser Ernährungsform vermieden werden. Als Diät im klassischen Sinne zählt die basische Ernährungsform nicht, da sie nicht speziell auf das Reduzieren von Fett ausgelegt wurde. Dennoch gelten Menschen, die sich auf diese Art ernähren, als schlank und sportlich, da sie wenig Kalorien zu sich nehmen. Doch warum sollte man sich überhaupt basisch ernähren?

Wer ein gesundes Leben führen möchte, sollte auf einen ausgeglichenen Säure-Basen-Gehalt achten. Genau dieser wird durch eine basische Ernährung gefördert. Trotz des gesundheitsfördernden Aspektes einer basischen Ernährung werden manche Leute von der Anzahl an Lebensmitteln, die man nicht verzehren sollte, abgeschreckt.

Das basische Gerichte genauso gut schmecken können wie „normale" Gerichte, werden Sie schnell herausfinden! In den folgenden Rezepten werden Sie insgesamt 30 Gerichte finden, mit denen eine Ernährungsform dieser Art nicht nur Spaß macht, sondern auch schmeckt! In diesem Sinne wünsche ich Ihnen viel Spaß beim Zubereiten (und vor allem verzehren) der folgenden Gerichte!

Gericht 1: Grünkohlsalat

Menge: *1 Portion*

Gesamtzeit: *25 Minuten*

Zutaten

Grünkohl | 125 Gramm

Cranberrys | 37,5 Gramm

Edameme | 100 Gramm

Olivenöl | 2 Esslöffel

Cherrytomaten | Anzahl 5

Zitronensaft | 1 Esslöffel

Salz | Nach Belieben

◈ 1888 kcal

◈ 43,51g Kohlenhydrate

◈ 18g Eiweiß

◈ 22,29g Fett

Zubereitung

Zunächst muss der Grünkohl entstielt, gewaschen, getrocknet und in mundgerechte Stücke gezupft werden. Am besten legen Sie ihn anschließend in eine Schüssel. Mischen Sie als Nächstes das Salz mit dem Zitronensaft und dem Olivenöl. Diese Mischung wird nun über den Grünkohl gegeben. Kneten Sie das Dressing ein paar Minuten lang in die Grünkohlblätter ein, dadurch werden sie weicher. Wenn das alles erledigt ist, können Sie die Schüssel für 10 Minuten in Ihren Kühlschrank stellen. Geben Sie den Edameme in gesalzenes, kochendes Wasser und lassen Sie ihn für 3 bis 4 Minuten weichkochen.

Das Ganze abtropfen lassen, mit kaltem Wasser abspülen und anschließend abkühlen lassen. Die Tomaten werden gewaschen und halbiert. Als nächstes Tomaten, Edameme und Cranberrys zum Grünkohl geben und umrühren. Auf Wunsch können Sie noch einmal mit etwas Pfeffer nachwürzen.

Gericht 2: Kartoffel-Nockerl

Menge: 2 Portionen

Gesamtzeit: 30 Minuten

Zutaten

Kartoffeln | 450 Gramm

Olivenöl| 3 Teelöffel

Edameme | 100 Gramm

Kräutersalz | 3 Gramm

Petersilie | 4 Zweig

Muskatnuss | 1 Gramm

Weißer Pfeffer | 1 Gramm

◈ 996 kcal

◈ 36,g Kohlenhydrate

◈ 4g Eiweiß

◈ 7g Fett

Zubereitung

Zunächst die Kartoffeln waschen, schälen und in Stücke schneiden. Wenn das getan ist, können die Kartoffelstücke 15 bis 20 Minuten in einem Dampfgarer weich gegart werden. Die Petersilie waschen, trocknen, von den Stielen befreien und klein hacken. Legen Sie einen Teil davon beiseite, damit es später noch zum Garnieren verwendet werden kann.

Nun werden die Kartoffeln zu einem Brei zerdrückt, dies wird am besten mit einer Gabel oder einem Kartoffelstampfer getan. Petersilie, Muskat, Olivenöl und Kräutersalz hinzufügen und untermischen. Als Nächstes wird die Kartoffelmasse zu Nockerln geformt, auf einen Teller gegeben und mit der zuvor beiseite gelegten Petersilie dekoriert. Fertig!

Gericht 3: Mediterranes Ofengemüse

Menge: 2 Portionen

Gesamtzeit: 55 Minuten

Zutaten

Zucchini | 400 Gramm

Cherrytomaten| 100 Gramm

Paprika | 450 Gramm

Zwiebeln | 80 Gramm

Aubergine | 170 Gramm

Knoblauchzehen | 4 Gramm

Oliven | 40 Gramm

Oregano | 5 Gramm

Thymian| 3 Gramm

Pfeffer (schwarz) | 3 Gramm

Olivenöl | 4 Esslöffel

Basilikum | 10 Gramm

- ◈ 1254 kcal

- ◈ 19,25g Kohlenhydrate

- ◈ 9,36g Eiweiß

- ◈ 20,10g Fett

Zubereitung

Als Erstes wird das Gemüse gewaschen. Die Paprika waschen, entkernen und klein schneiden. Die Aubergine und die Zucchini werden in kleine Scheiben geschnitten. Ziehen Sie den Knoblauch und die Zwiebeln ab und hacken Sie sie fein. Die Kirschtomaten werden ganz gelassen. Geben Sie nun das Gemüse in eine Auflaufform oder in ein tiefes Backblech, falls Sie gerade keine Auflaufform zur Hand haben. Geben Sie die Kräuter hinzu und vermengen Sie das Ganze mit dem Olivenöl. Heizen Sie Ihren Backofen vor und lassen Sie das Ofengemüse bei 180 Grad 25-30 Minuten lang garen. Nachdem die Garzeit vorüber ist, können Sie das Gemüse abschließend noch einmal mit Salz und Pfeffer würzen, dies ist aber kein muss.

Gericht 4: Kartoffelsuppe mit Gemüse

Menge: 2 Portionen

Gesamtzeit: 35 Minuten

Zutaten

Kartoffeln | 250 Gramm

Lauch | 100 Gramm

Karotten | 160 Gramm

Stangensellerie | 40 Gramm

Zwiebeln | 80 Gramm

Kokosöl | 2 Esslöffel

Gemüsebrühe | 500 Milliliter

Petersilie | ½ Bund

Tamari | 1 Teelöffel

Salz und Pfeffer | Nach Belieben

◈ 242 kcal

◈ 23g Kohlenhydrate

◈ 4g Eiweiß

◈ 12g Fett

Zubereitung

Die Kartoffeln und die Karotten müssen gewaschen, geschält und gewürfelt werden. Den Lauch waschen, halbieren und in feine Ringe schneiden.

Die Zwiebeln werden gewürfelt, der Stangensellerie gewaschen und in Scheiben geschnitten. Erhitzen Sie das Öl in einer Pfanne und dünsten Sie darin die Zwiebeln an. Anschließend die Kartoffeln, die Karotten und den Sellerie dazugeben und unter Rühren anbraten.

Löschen Sie das Ganze mit der Gemüsebrühe ab und lassen Sie es zugedeckt 10 Minuten lang köcheln. Nun die Lauchringe dazugeben und weitere 5 Minuten garen. Zum Schluss nur noch mit dem Salz, dem Tamari und dem Pfeffer abschmecken. Gericht vom Herd nehmen und mit der Petersilie bestreut servieren.

Gericht 5: Kürbispüree mit Hirse

Menge: 4 Portionen

Gesamtzeit: 40 Minuten

Zutaten

Kürbis | 400 Gramm

Hirse| 150 Gramm

Kartoffeln | 200 Gramm

Apfel | 200 Gramm

Rapsöl | 1 Esslöffel

Apfelsaft | 100 Milliliter

◈ 1133 kcal

◈ 48,12g Kohlenhydrate

◈ 6,23g Eiweiß

◈ 5,38g Fett

Zubereitung

Zunächst die Kartoffeln und den Kürbis waschen, schälen und würfeln. Nun zusammen mit der Hirse und 400 Milliliter Wasser in einen Topf geben und für 15 Minuten bei mittlerer Stufe kochen lassen. Als Nächstes die Äpfel waschen, schälen, entkernen, würfeln und 5 Minuten lang mitgaren lassen. Es ist wichtig, dass Sie den Brei immer wieder umrühren, damit er nicht anbrennt! Nach den 15 Minuten wird der Topf vom Herd genommen und der Apfelsaft hinzugegeben. Das Ganze wird nun püriert.

Falls gewünscht mit etwas Wasser verdünnen. Rühren Sie einen Teelöffel Rapsöl in den Brei ein, bevor Sie ihn servieren. Fertig ist der Kürbis-Hirse-Brei!

Gericht 6: Müsli

Menge: *2 Portionen*

Gesamtzeit: *10 Minuten*

Zutaten

Hirsekörner | 20 Gramm

Sonnenblumenkerne| 30 Gramm

Buchweizen | 50 Gramm

Kürbiskerne | 30 Gramm

Äpfel | 120 Gramm

Haselnüsse | 30 Gramm

Datteln | 15 Gramm

Zimt | 1 Gramm

◈ 1808 kcal

◈ 44,43g Kohlenhydrate

◈ 15,45g Eiweiß

◈ 21,27g Fett

Zubereitung

Hirse, Samen, Buchweizen und Nüsse zerkleinern. Hierfür eignet sich ein Smoothiemaker oder ein ähnliches Küchengerät sehr gut. Schneiden Sie die Datteln in kleine Stücke. Geben Sie alle zerkleinerten Lebensmittel zusammen in einen Topf und geben Sie 400 Milliliter Wasser hinzu. Bringen Sie das Wasser zum Kochen und lassen Sie das ganze 3 Minuten lang garen. Der Apfel muss gewaschen, geschält und in mundgerechte Stücke geschnitten werden.

Nehmen Sie zum Schluss das Müsli vom Herd und fügen Sie die Apfelstücke zusammen mit dem Zimt hinzu. Fertig!

Gericht 7: Gefüllte Paprikaschoten

Menge: *4 Portionen*

Gesamtzeit: *55 Minuten*

Zutaten

Quinoa | 250 Gramm

Koriander| 1 Zweig

Gemüsebrühe | 650 Gramm

Paprika | 620 Gramm

Zwiebeln | 150 Gramm

Olivenöl | 2 Esslöffel

Paprikapulver edelsüß | 1 Teelöffel

Butter | 80 Gramm

Pfeffer | Nach Belieben

◈ 2122 kcal

◈ 52,02g Kohlenhydrate

◈ 10,67g Eiweiß

◈ 28,32g Fett

Zubereitung

Die Quinoa wird mit warmem Wasser abgespült. Kochen Sie die Gemüsebrühe auf und lassen Sie den Quinoa darin 15 Minuten lang auf kleiner Stufe garen. Nun werden die Paprikaschoten gewaschen. Schneiden Sie die Deckel der Schoten ab und entfernen Sie sowohl Kerne als auch Innenhäute.

Der Koriander wird gewaschen, getrocknet und gehackt. Pinseln Sie nun eine Auflaufform mit einem Teelöffel Öl aus. Schälen Sie die Zwiebeln und hacken Sie sie klein. Nehmen Sie den Quinoa vom Herd und lassen Sie ihn abkühlen.

Als Nächstes wird der Ofen auf 220 Grad vorgeheizt (bei Umluft wären es 200 Grad). Nun das restliche Öl in einem Topf erhitzen und die Zwiebelstücke darin dünsten, bis sie glasig geworden sind. Koriander und Quinoa dazugeben, alles miteinander verrühren. Befüllen Sie die Paprikaschoten mit der Mischung und setzen Sie die Deckel wieder auf die Schoten. Diese gefüllten Schoten nun in die Auflaufform setzen, die Gemüsebrühe auf den Boden geben und das Ganze im Backofen bei

220 Grad 20-25 Minuten garen lassen. Bald ist das Gericht fertig. Zerlassen Sie die Butter in einem Topf und würzen Sie diese mit dem Paprikagewürz und dem Pfeffer. Jetzt können Sie die Paprikaschoten servieren und sie mit der Butter beträufeln.

Gericht 8: Ratatouille

Menge: *2 Portionen*

Gesamtzeit: *20 Minuten*

Zutaten

Aubergine | 340 Gramm

Zucchini | 210 Gramm

Tomaten | 150 Gramm

Thymian | 5 Gramm

Gemüsebrühe | 150 Milliliter

Olivenöl | 3 Esslöffel

Zwiebeln | 50 Gramm

Salz | Nach Belieben

◈ 830 kcal

◈ 10,53g Kohlenhydrate

◈ 5,54g Eiweiß

◈ 14,75g Fett

Zubereitung

Die Aubergine und die Zucchini werden klein geschnitten. Überziehen Sie die Tomaten mit kochendem Wasser, lassen Sie sie etwas stehen und ziehen Sie anschließend die Haut ab. Anschließend werden die Tomaten geachtelt. Hacken Sie die halbe Zwiebel klein und dünsten Sie sie im Olivenöl an. Aubergine und Zucchini ebenfalls mitdünsten. Gemüsebrühe darauf gießen und die Tomaten ebenfalls hinzufügen. Das Ganze für etwa 10 Minuten garen lassen und servieren.

Gericht 9: Cremige Paprikasuppe

Menge: 4 Portionen

Gesamtzeit: 25 Minuten

Zutaten

Paprikaschoten | 400 Gramm

Gemüsebrühe | 750 Milliliter

Kartoffel | Anzahl 1

Kresse | 1 Kästchen

Mandelsahne | 125 Gramm

Salz und Pfeffer | Nach Belieben

◈ 110 kcal

◈ 4g Kohlenhydrate

◈ 3g Eiweiß

◈ 13g Fett

Zubereitung

Zunächst die Kartoffel kochen und 3 Esslöffel davon fein raspeln. Erhitzen Sie die Gemüsebrühe und lassen Sie die Paprika darin 10 Minuten lang garen. Pürieren Sie anschließend die Suppe. Die geraspelten Kartoffeln zusammen mit der Sahne unterheben, das ganze kurz verrühren und erhitzen. Tun Sie das so lange, bis die Suppe eingedickt ist. Zum Schluss mit etwas Salz und Pfeffer abschmecken und mit der Kresse bestreut servieren. Fertig!

Gericht 10: Kartoffelpfanne

Menge: *4 Portionen*

Gesamtzeit: *30 Minuten*

Zutaten

Feldsalat | 100 Gramm

Kartoffeln | 1 Kilogramm

Sesamsalat | 3 Teelöffel

Olivenöl | 3 Esslöffel

Chicorée | 2 Kolben

Oliven (grün) | 50 Gramm

Knoblauch | 1 Zehe

Salz und Pfeffer | Nach Belieben

Paprika | 1 Schote

❖ 290 kcal

❖ 36g Kohlenhydrate

- ◈ 8g Eiweiß

- ◈ 12g Fett

Zubereitung

Zunächst den Feldsalat waschen und anschließend trocknen. Erhitzen Sie den Sesam in einer Pfanne ohne Fett goldbraun an und nehmen Sie ihn danach wieder heraus. Als Nächstes müssen die Kartoffeln geschält, gewaschen und spaltenförmig geschnitten werden. Kochen Sie die Kartoffeln für 3 Minuten in Salzwasser.

Nun die Kartoffeln abgießen und abtropfen lassen. Die Paprikaschote können Sie bereits waschen und in Streifen schneiden. Der Chicorée wird gewaschen und in Ringe geschnitten. Achten Sie darauf, dass die Ringe nicht zu dünn sind! Erhitzen Sie nun Öl in einer Pfanne.

Die Kartoffeln werden darin nun bei mittlerer Hitze 8-10 Minuten lang gebraten. Wenden Sie die Kartoffeln dabei ab und zu. Chicorée und Paprika 5 Minuten vor Ende der Garzeit zu den Kartoffeln geben. Der Knoblauch wird geschält, in feine Scheiben geschnitten und die letzten 2 Minuten lang mit gegart.

Würzen Sie das Ganze mit Salz und Pfeffer
und mischen Sie den Feldsalat unter. Nun nur
noch mit dem Sesam bestreuen. Fertig!

Gericht 11: Obst-Nuss-Salat

Menge: *4 Portionen*

Gesamtzeit: *20 Minuten*

Zutaten

Nüsse | 250 Gramm

Bananen | Anzahl 2

Puderzucker | 2 Esslöffel

Brombeeren | 100 Gramm

Himbeeren | 100 Gramm

Erdbeeren | 100 Gramm

Kirschen | 100 Gramm

Wassermelone | 200 Gramm

Orange | Anzahl 1

◈ 527 kcal

◈ 40g Kohlenhydrate

◈ 21g Eiweiß

◈ 30g Fett

Zubereitung

Zunächst das Obst waschen, schälen, entkernen und anschließend in mundgerechte Stücke schneiden. Die Nüsse werden in eine beschichtete Pfanne gegeben und unter ständigem Wenden erhitzt. Nach ungefähr 5 Minuten sollten die Nüsse bereits angeröstet sein. Nun können Sie den Puderzucker unter Rühren in die Pfanne geben und weiter rösten. Sobald die Nüsse eine weiße Kruste erreicht haben, können Sie sie zum Abkühlen auf ein Blech geben. Tipp: Direkt nach dem Braten Wasser in die Pfanne geben, damit sich überschüssiger Karamell direkt löst! Zum Servieren das Obst auf einen Teller verteilen und mit dem Karamell und den Nüssen anrichten. Fertig!

Gericht 12: Ingwer-Kartoffel- Suppe

Menge: *4 Portionen*

Gesamtzeit: *35 Minuten*

Zutaten

Karotten | 400 Gramm

Ingwer | 10 Gramm

Zwiebeln | 40 Gramm

Butter | 20 Gramm

Chili | 1 kleine Schote

Kokosmilch | 150 Milliliter

Gemüsefond | 600 Milliliter

Kohlrabi | 200 Gramm

Curry | 1 Teelöffel

Salz und Pfeffer | Nach Belieben

◈ 207 kcal

◈ 12g Kohlenhydrate

◈ 4g Eiweiß

◈ 16g Fett

Zubereitung

Zwiebeln und Karotten werden geschält, die Zwiebeln werden in Würfel und die Karotten in Stücke geschnitten. Schälen Sie den Ingwer und hacken Sie ihn klein. Die Chilischote halbieren, Samen sowie Trennwände entfernen und anschließend fein schneiden. Erhitzen Sie die Butter in einem Topf und dünsten Sie darin den Chili, die Zwiebelwürfel, die Karottenstücke und den Ingwer an. Gießen Sie das Ganze mit dem Gemüsefond auf. Gewürze hinzugeben und bei leichter Hitze 20 Minuten lang köcheln lassen. Der Kohlrabi kann in dieser Zeit bereits geputzt, geschält und in Würfel geschnitten werden.

Nun die Suppe pürieren und anschließend wieder in den Topf geben. Geben Sie die Kohlrabi Würfel hinzu und lassen Sie das ganze weitere 8 Minuten lang köcheln. Auf Wunsch können Sie die Suppe noch einmal abschmecken.

Gericht 13: Ofenkartoffeln mit Dip

Menge: 2 Portionen

Gesamtzeit: 40 Minuten

Zutaten

Frühlingszwiebel | Anzahl

Leinöl | 2 Esslöffel

Chilischote | ½ Schote

Kresse | Ein wenig

Basilikum (gehackt) | 1 Esslöffel

Petersilie (gehackt) | 1 Esslöffel

Oregano (gehackt) | 1 Teelöffel

Thymian (gehackt) | 1 Teelöffel

Paprikapulver | 1 Teelöffel

Paprika | 70 Gramm

Knoblauch | 2 ½ Zehen

Zitronensaft | 1 Esslöffel

Tofu | 400 Gramm

Rosmarin | 1 Zweig

Süßkartoffeln | Anzahl 2

Salz und Pfeffer | Nach Belieben

◈ 131 kcal

◈ 18g Kohlenhydrate

◈ 6g Eiweiß

◈ 6g Fett

Zubereitung

Zunächst den Backofen auf 250 Grad Umluft vorheizen. Die Süßkartoffeln müssen geputzt werden. Breiten Sie ein Stück Alufolie aus. Nun jeweils eine Kartoffel mit 1/2 Zweig Rosmarin, 1/2 Esslöffel Olivenöl, einer ungeschälten Knoblauchzehe und etwas Salz in die Folie einpacken.

Das ganze nun im Backofen für 45 Minuten backen. In der Backzeit können Sie bereits die Dips vorbereiten. Schälen Sie eine halbe Knoblauchzehe. Der Tofu wird mit Leinöl, der

Knoblauchzehe und dem Zitronensaft fein püriert. Wenn das getan ist, ist die Tofucreme bereits fertig und kann auf zwei Teller verteilt werden. Bereiten Sie nun die Paprikacreme vor. Dafür die Paprika waschen, fein hacken und zusammen mit dem Paprikapulver, Salz und Pfeffer mit einer Hälfte der Tofu Creme vermengen. Am besten schmecken Sie die Creme noch einmal mit Salz und Pfeffer ab.

Für die Kräutercreme müssen Sie die gehackten Kräuter zusammen mit dem Leinöl unter die andere Hälfte der Tofu Creme heben und auch hier wieder mit Salz und Pfeffer abschmecken. Sobald die Kartoffeln fertig gebacken sind, können Sie sie auf zwei Teller anrichten und in der Mitte einschneiden.

Diese können nun nach Belieben mit Creme gefüllt werden. Zum Schluss nur noch mit dem Chili und den Frühlingszwiebeln garnieren. Fertig!

Gericht 14: Steckrübensuppe

Menge: 2 Portionen

Gesamtzeit: 10-15 Minuten

Zutaten

Steckrübe | 600 Gramm

Schalotten | Anzahl 2

Kartoffeln | Anzahl 2

Kokosöl | 2 Esslöffel

Ingwer | 1 Stück

Knoblauch | 1 Zehe

Kokosmilch | 200 Milliliter

Gemüsebrühe | 600 Milliliter

Anis | 1 Messerspitze

Frühlingszwiebeln | Anzahl 1 ½

Piment | 1 Messerspitze

Orangensaft | Saft einer ganzen Orange

Kerbel | 3 Stiele

Salz | Nach Belieben

◈ 310 kcal

◈ 29g Kohlenhydrate

◈ 6g Eiweiß

◈ 19g Fett

Zubereitung

Die Kartoffeln sowie die Steckrüben schälen und in Würfel schneiden. Diese können ruhig etwas grob sein. Der Knoblauch, der Ingwer und die Schalotten werden in feine Würfel geschnitten. Erhitzen Sie nun Kokosöl in einem Topf und schwitzen Sie den Knoblauch zusammen mit den Schalotten und dem Ingwer darin an. Geben Sie die Kartoffeln und die Steckrüben ebenfalls in den Topf.

Danach können Sie das Ganze mit der Gemüsebrühe ablöschen. Nun werden Kokosmilch und Orangensaft hinzugefügt.

Lassen Sie diese Mischung 15 Minuten lang köcheln. Pürieren Sie anschließend die Suppe und schmecken Sie sie mit dem Salz, dem Anis und dem Piment ab. Schneiden Sie die Frühlingszwiebel in feine Röllchen. Die Suppe ist jetzt servierbereit!

Gericht 15: Gemüseeintopf (marokkanisch)

Menge: 2 Portionen

Gesamtzeit: 35 Minuten

Zutaten

Knoblauchzehen | Anzahl 2

Ingwer | 1 Stück

Zwiebel | Anzahl 1

Fenchelknolle | Anzahl 1

Süßkartoffel | Anzahl 1

Paprika | ½ Schote

Zucchini | Anzahl 1/2

Kurkuma | 1 Teelöffel

Paprikapulver edelsüß | 1 Teelöffel

Koriandersamen | 1 Teelöffel

Rapsöl | 1 Esslöffel

Tomatenmark | 2 Esslöffel

Chiliflocken | ½ Teelöffel

Zimt | Nach Belieben

Kichererbsen | 400 Gramm

Gemüsebrühe | ½ Liter

Petersilie | ½ Bund

Orange | Anzahl 1/2

Salz | Ein wenig

◆ 260 kcal

◆ 38g Kohlenhydrate

◆ 11g Eiweiß

◆ 5g Fett

Zubereitung

Zwiebel, Ingwer und Knoblauch werden geschält und gehackt. Die Süßkartoffeln werden geschält und gewürfelt, der Fenchel geputzt und ebenfalls gewürfelt. Halbieren Sie die Zucchini längs und schneiden Sie sie in

Scheiben. Die Paprika muss gewaschen und gewürfelt werden. Erhitzen Sie das Öl in einer Pfanne. Darin wird der Ingwer zusammen mit dem Knoblauch und der Zwiebel angedünstet. Fügen Sie das restliche Gemüse und die Gewürze hinzu, anschließend weitere 5 Minuten dünsten. Geben Sie nun die Gemüsebrühe und das Tomatenmark hinzu.

Das Ganze wird nun 15 Minuten lang auf einer kleinen Stufe gegart. Die Kichererbsen abspülen, abtrocknen und dem Gemüse hinzufügen. Diese Mischung nun weitere 5 Minuten lang garen lassen.

Die Petersilie wird gewaschen, getrocknet und grob gehackt. Zum Schluss die Suppe nur noch mit dem Orangensaft abschmecken. Fertig!

Gericht 16: Zoodle-Pesto

Menge: *2 Portionen*

Gesamtzeit: *40 Minuten*

Zutaten

Zucchini | Anzahl 2

Spinat | 125 Gramm

Avocado | Anzahl 1

Knoblauchzehe | Anzahl 1

Pinienkerne | 3 Esslöffel

Kirschtomaten | Anzahl 6

Zitrone | Anzahl 1/2

Rapsöl | 2 Esslöffel

Olivenöl | 1 Esslöffel

Salz und Pfeffer | Ein wenig

◈ 225 kcal

◈ 9g Kohlenhydrate

◈ 10g Eiweiß

◈ 18g Fett

Zubereitung

Die Zucchini waschen, die Enden abschneiden und mithilfe eines geeigneten Gerätes zu Nudeln verarbeiten (z.B. mithilfe eines Spiralschneiders). Legen Sie eine Schüssel mit Küchenrolle aus und geben Sie die Zoodles hinein. Nun werden die Zoodles mit Salz bestreut und 30 Minuten lang wässern gelassen. Anschließend Öl in einer Pfanne erhitzen und die Zoodles darin bei mittlerer Hitze anbraten.

Die Avocado halbieren, entsteinen und in einen Mixer geben. 2 Esslöffel Pinienkerne, 1 Esslöffel Olivenöl, Spinat, Knoblauchzehe und Zitronensaft hineingeben und alles mithilfe des Mixers zu Pesto verarbeiten. Zum Schluss nur noch einmal mit Salz und Pfeffer abschmecken. Alles zusammen servieren. Fertig!

Gericht 17: Gegrillter Kürbis

Menge: *2 Portionen*

Gesamtzeit: *55 Minuten*

Zutaten

Hokkaido-Kürbis | Anzahl 1

Zwiebel | Anzahl 1

Olivenöl | 2 Esslöffel

Spinat | 300 Gramm

Tofu | 300 Gramm

Senf | 2 Teelöffel

Pflanzliche Sahne | 7 Esslöffel

Muskatnuss | Nach Belieben

Frühlingszwiebel | Anzahl 1

Möhren | Anzahl 2

Sesam (schwarz) | 2 Teelöffel

Oregano | 1 Bund

◈ 505 kcal

◈ 32g Kohlenhydrate

◈ 27g Eiweiß

◈ 29g Fett

Zubereitung

Halbieren Sie den Kürbis und entfernen Sie dessen Kerne mit einem Löffel. Das Kürbisfleisch wird mit einem Esslöffel Olivenöl bestrichen.

Nun die beiden Hälften mit der Öffnung nach oben auf ein Backblech legen und bei 200 Grad Umluft für 20-30 Minuten weich garen. Falls Sie einen E-Herd besitzen, müssen Sie ihn auf 220 Grad einstellen. Würfeln Sie die Zwiebel und erhitzen Sie einen weiteren Esslöffel Olivenöl in einer Pfanne.

Die Zwiebelwürfel darin andünsten und den Tofu in kleine Stücke schneiden. Geben Sie den Tofu zu den Zwiebeln und braten Sie das ganze bei starker Hitze 7 Minuten lang hellbraun an. Vermischen Sie für die Füllung den Spinat mit dem Senf, der Tofu-Zwiebel-Mischung und der pflanzlichen Sahne. Schmecken Sie noch einmal mit Salz, Pfeffer und Muskat ab.

Als Nächstes wird die Füllung in den zwei Kürbishälften verteilt und für 10 Minuten bei 160 Grad Umluft (E-Herd 180 Grad) überbacken. Schneiden Sie nun die Frühlingszwiebel in Ringe und die Möhren in Scheiben.

Erhitzen Sie nochmals etwas Öl in einer Pfanne und dünsten Sie die Möhren zusammen mit den Zwiebelringen darin an.

Die schwarzen Sesamkörner werden kurz mit geröstet. Den Oregano grob hacken. Zum Schluss nur noch alle Zutaten gemeinsam servieren!

Gericht 18: Rohkostsalat

Menge: 2 Portionen

Gesamtzeit: 10 Minuten

Zutaten

Apfel | Anzahl 1

Petersilie | 4 Stiele

Honig | 2 Esslöffel

Kohlrabi | Anzahl 1

Radieschen | 1 Bund

Sonnenblumenöl | 2 Esslöffel

Frühlingszwiebeln | Anzahl 1

Zitronensaft | Saft aus einer Zitrone

Salz und Pfeffer | Nach Belieben

◈ 265 kcal

◈ 27g Kohlenhydrate

◈ 3g Eiweiß

◈ 15g Fett

Zubereitung

Radieschen, Kohlrabi, Apfel Frühlingszwiebel abspülen. Der Kohlrabi wird geschält und in dünne Schnitze geschnitten. Die Frühlingszwiebeln werden in Ringe, der Apfel in Spalten und die Radieschen in Scheiben geschnitten. Petersilie hacken. Verrühren Sie für das Dressing den Zitronensaft mit dem Öl, dem Honig, dem Salz und dem Pfeffer. Zum Schluss nur noch alle Zutaten in einer Schüssel anrichten und das Dressing darüber geben. Fertig!

Gericht 19: Blumenkohl-Couscous-Salat

Menge: 2 Portionen

Gesamtzeit: 10 Minuten

Zutaten

Blumenkohl | 200 Gramm

Granatapfel | Anzahl 1/2

Pistazien | 20 Gramm

Mayonnaise | 50 Gramm

Ras el hanout | ½ Teelöffel

Edelhefeflocken | 1 Teelöffel

Zitronensaft | 1 ½ Esslöffel

Zitronenabrieb | 1 Teelöffel

Ingwerpulver | ¼ Teelöffel

Kurkuma | ½ Teelöffel

Minze | 10 Blätter

◈ 307 kcal

◈ 6g Kohlenhydrate

◈ 25g Eiweiß

◈ 13g Fett

Zubereitung

Der Blumenkohl wird gewaschen und in Röschen geschnitten. Die Pistazien hacken und den Granatapfel entkernen. 3 der Minzblätter zum späteren Dekorieren beiseitelegen und den Rest fein schneiden. Geben Sie die Blumenkohlröschen in einen Mixer und zerkleinern Sie sie so lange, bis kleine, couscousähnliche Körner entstehen. Anschließend wird der Blumenkohl in eine Schüssel gegeben.

Geben Sie die Granatapfelkerne mitsamt den anderen Zutaten ebenfalls in die Schüssel und vermengen Sie das Ganze. Zum Schluss nur noch mit Salz und Pfeffer abschmecken. Fertig!

Gericht 20: Blumenkohlsalat

Menge: 2 Portionen

Gesamtzeit: 30 Minuten

Zutaten

Blumenkohl | 400 Gramm

Olivenöl | 4 Esslöffel

Mandelmus (weiß) | 1 Esslöffel

Zitronensaft | 4 Esslöffel

Kreuzkümmel | Ein wenig

Kurkuma | Ein wenig

Senf | 1 Teelöffel

Koriander | 4 Stängel

- 207 kcal
- 9g Kohlenhydrate
- 6g Eiweiß
- 16g Fett

Zubereitung

Schneiden Sie zunächst den Blumenkohl in Röschen und hacken Sie die Korianderstängel. Die Blumenkohlröschen werden in kochendem Salzwasser bissfest gegart. Lassen Sie sie anschließend in einer Schüssel abkühlen. Geben Sie den Zitronensaft zusammen mit dem Olivenöl, dem Mandelmus, dem Kurkuma, dem Kreuzkümmel, dem Senf und 3 Esslöffel Wasser in einen Mixer und vermischen Sie mit dessen Hilfe die Zutaten, bis sie zu einer cremigen Masse werden.

Schmecken Sie diese Masse noch einmal mit Salz ab. Nun den Blumenkohl gut mit dem cremigen Dressing vermischen und das Ganze eine halbe Stunde lang ziehen lassen. Der Salat kann jetzt zusammen mit dem Koriander serviert werden!

Gericht 21: Brennnesselsuppe

Menge: 4 Portionen

Gesamtzeit: 20 Minuten

Zutaten

Brennnesselblätter | 100 Gramm

Lauch | ½ Stange

Kartoffel | Anzahl 1

Zitronensaft | Saft aus einer Zitrone

Zitronenabrieb | Abrieb aus einer Zitrone

Knoblauchzehe | Anzahl 1

Zwiebel | Anzahl 1

Tamari | 1 Esslöffel

Mandelmus (weiß) | 25 Gramm

Gemüsebrühe | 1 Liter

Erdnussöl | 1 Esslöffel

Muskatnuss | 1 Messerspitze

Edelhefeflocken | 1 Esslöffel

Salz und Pfeffer | Nach Belieben

❖ 126 kcal

❖ 9g Kohlenhydrate

❖ 4g Eiweiß

❖ 7g Fett

Zubereitung

Schälen Sie die Kartoffel und schneiden Sie sie in Würfel. Die Knoblauchzehe und die Zwiebel werden ebenfalls geschält und gewürfelt. Erhitzen Sie das Erdnussöl in einem Topf und dünsten Sie darin die Knoblauch- und Zwiebelwürfel an.

Anschließend die Brennnesselblätter und den Lauch hinzufügen. Das Ganze wird nun so lange gedünstet, bis die Brennnesselblätter zusammenfallen. Geben Sie die Kartoffelwürfel hinzu und füllen Sie den Topf mit der Gemüsebrühe auf.

Die Suppe mit Muskat, Tamari und Pfeffer würzen und 20 Minuten lang köcheln lassen.

Zum Schluss noch einmal alles fein pürieren
und die Edelhefeflocken, den Zitronensaft, den
Zitronenabrieb und das Mandelmus einrühren.
Fertig!

Gericht 22: Kohlrabisuppe

Menge: *3 Portionen*

Gesamtzeit: *40 Minuten*

Zutaten

Kohlrabi | 800 Gramm

Gemüsebrühe | 750 Milliliter

Kartoffeln | 150 Gramm

Tamari | 1 Esslöffel

Hafersahne | 150 Milliliter

Muskatnuss | 2 Prisen

Margarine | 20 Gramm

Petersilie | ½ Bund

Salz und Pfeffer | Nach Belieben

◈ 244 kcal

◈ 9g Kohlenhydrate

◈ 2g Eiweiß

◈ 13g Fett

Zubereitung

Schneiden Sie den Kohlrabi und die Kartoffeln in Würfel. Die Petersilie wird gehackt. Erhitzen Sie die Margarine in einem Topf und dünsten Sie darin die Kartoffeln zusammen mit dem Kohlrabi an. Anschließend den Topf mit der Gemüsebrühe ausfüllen und das ganze zugedeckt 25 Minuten lang köcheln lassen. Wenn das Gemüse gar geworden ist, können Sie den Topf vom Herd nehmen und die Sahne einrühren.

Nun wird die Suppe fein püriert und mit den Gewürzen abgeschmeckt. Zum Schluss die Petersilie unterheben und die Suppe auf einem Teller servieren.

Gericht 23: Kartoffeleintopf mit roter Bete

Menge: *2 Portionen*

Gesamtzeit: *40 Minuten*

Zutaten

Kartoffeln | 300 Gramm

Zwiebel | 40 Gramm

Rote Bete | 250 Gramm

Lorbeerblätter | Anzahl 2

Gemüsebrühe | 250 Milliliter

Kokosöl | 2 Esslöffel

Hafersahne | 100 Milliliter

Thymianzweige | 2 Zweige

Kümmel | 1 Prise

Zitronensaft | 1 Esslöffel

Petersilie | 1 Esslöffel

Salz und Pfeffer | Ein wenig

◈ 327 kcal

◈ 35g Kohlenhydrate

◈ 6g Eiweiß

◈ 12g Fett

Zubereitung

Schneiden Sie die Kartoffeln, die Rote Bete und die Zwiebeln in Würfel und zupfen Sie die Blätter der Petersilie ab.

Erhitzen Sie das Kokosöl in einem großen Topf und dünsten Sie darin die Zwiebelwürfel glasig an. Anschließend werden sowohl die Rote Bete als auch die Kartoffelwürfel dazu gegeben und unter gelegentlichem Rühren 10 Minuten lang schmoren gelassen.

Löschen Sie das Ganze mit der Gemüsebrühe ab und geben Sie den Thymian und die Lorbeerblätter ebenfalls hinzu. Würzen Sie mit dem Tamari und dem Kümmel. Nun können Sie die Sahne einrühren und alles abgedeckt 10 Minuten lang auf einer niedrigen Stufe leicht köcheln lassen.

Zum Schluss die Lorbeerblätter entfernen, das Gericht mit dem Zitronensaft, dem Salz und

dem Pfeffer würzen und zusammen mit der
Petersilie servieren.

Gericht 24: Gedünstete Lauchstangen in Reis

Menge: 2 Portionen

Gesamtzeit: 45 Minuten

Zutaten

Lauch | 500 Gramm

Hafersahne | 100 Milliliter

Gemüsebrühe | 250 Milliliter

Naturreis | 100 Gramm

Muskat | 1 Messerspitze

Piment | 1 Messerspitze

Maisstärke | 1 ½ Teelöffel

Salz | Nach Belieben

◈ 322 kcal

◈ 49g Kohlenhydrate

◈ 9g Eiweiß

◈ 9g Fett

Zubereitung

Den Lauch waschen, längs halbieren und in
Stücke schneiden. Die Maisstärke wird mit 2
Esslöffeln Wasser vermischt. Bringen Sie den
Reis in 250 Milliliter Wasser zum Kochen und
lassen Sie ihn ungefähr 40 Minuten lang garen
(Garzeit kann je nach Packungsbeilage
variieren). Nach 25 Minuten können Sie die
Gemüsebrühe ebenfalls zum Kochen bringen
und den Lauch darin 10 Minuten lang garen
lassen. Anschließend die Sahne dazugeben,
die Stärke einrühren und das Ganze noch
einmal aufkochen lassen.

Nun mit dem Piment, dem Muskat und dem
Salz abschmecken. Alles zusammen servieren.
Fertig!

Gericht 25: Kartoffelsuppe in Mandelmus

Menge: 2 Portionen

Gesamtzeit: 45 Minuten

Zutaten

Kartoffeln | 500 Gramm

Schalotten | 40 Gramm

Knoblauchzehe | Anzahl 1

Karotten | 230 Gramm

Mandelmus | 2 Esslöffel

Gemüsebrühe | 1 Liter

Erdnussöl | 2 Esslöffel

Majoran (gehackt) | 1 Teelöffel

Thymian (gehackt) | 1 Teelöffel

Petersilie | ½ Bund

Salz und Pfeffer | Nach Belieben

◈ 358 kcal

◈ 39g Kohlenhydrate

◈ 7g Eiweiß

◈ 17g Fett

Zubereitung

Die Kartoffeln würfeln, die Karotten halbieren und in Scheiben schneiden. Die Schalotten und die Knoblauchzehe schälen und fein würfeln. Dünsten Sie den Knoblauch und die Schalotten in dem Erdnussöl bei mittlerer Hitze glasig an. Anschließend werden die Kartoffeln und die Karotten hinzugegeben, kurz angeschwitzt und mit den Gewürzen verfeinert. Löschen Sie das ganze nun mit der Gemüsebrühe ab und lassen Sie es 20 Minuten lang bei niedriger Hitze köcheln.

Als Nächstes wird 1/4 des Gemüses aus dem Topf genommen und auf einen Teller gelegt. Rühren Sie das Mandelmus in die Suppe ein und pürieren Sie alles. Zum Schluss das zuvor beiseite gelegte Gemüse wieder dazulegen, nochmals abschmecken und mit Petersilie bestreut servieren.

Gericht 26: Möhrensuppe

Menge: *4 Portionen*

Gesamtzeit: *35 Minuten*

Zutaten

Karotten | 750 Gramm

Gemüsebrühe | 900 Milliliter

Zwiebel | Anzahl 1

Hafersahne | 200 Milliliter

Petersilie (gehackt) | ½ Bund

Margarine | 1 Esslöffel

Salz und Pfeffer | Nach Belieben

◈ 152 kcal

◈ 27g Kohlenhydrate

◈ 7g Eiweiß

◈ 11g Fett

Zubereitung

Schneiden Sie die Karotten in Scheiben und hacken Sie die Zwiebel. Die Petersilie muss ebenfalls gehackt werden. Erhitzen Sie die Butter in einer Pfanne und dünsten Sie die Zwiebeln darin glasig an.

Die Karotten dazugeben und weiter dünsten. Geben Sie nun 500 Milliliter Gemüsebrühe hinzu und lassen Sie die Suppe bei geringe Hitze 10 Minuten lang garen. Pürieren Sie die Suppe und rühren Sie die Hafersahne zusammen mit der restlichen Gemüsebrühe unter.

Zum Schluss nur noch einmal mit Salz und Pfeffer abschmecken. Nun kann die Suppe zusammen mit der Petersilie serviert werden.

Gericht 27: Selleriesalat mit Mandeln

Menge: *4 Portionen*

Gesamtzeit: *15 Minuten*

Zutaten

Knollensellerie | 300 Gramm

Mandeln | 100 Gramm

Äpfel | 300 Gramm

Sojasahne | 200 Milliliter

Zitronensaft | Saft aus ½ Zitrone

Salz und Pfeffer | Nach Belieben

◈ 286 kcal

◈ 12g Kohlenhydrate

◈ 8g Eiweiß

◈ 23g Fett

Zubereitung

Schälen Sie den Sellerie, waschen Sie die Äpfel und hacken Sie die Mandeln. Nun den Sellerie fein reiben und 1/2 Teelöffel Zitronensaft hinzugeben.

Verrühren Sie die Sojasahne mit dem restlichen Zitronensaft und etwas Salz und Pfeffer. Die Äpfel werden mit einer Reibe in das Dressing gehobelt. Geben Sie als Nächstes die Mandeln und den Sellerie dazu. Vermengen Sie alles gut miteinander und schmecken Sie noch einmal mit Salz und Pfeffer ab. Fertig!

Gericht 28: Champignonsalat

Menge: *4 Portionen*

Gesamtzeit: *15 Minuten*

Zutaten

Champignons | 500 Gramm

Zitronensaft | 3 Esslöffel

Spinat | 100 Gramm

Olivenöl | 5 Esslöffel

Thymian (gehackt) | 1 Teelöffel

Petersilie (gehackt) | 1 Teelöffel

Salz und Pfeffer | Nach Belieben

♦ 136 kcal

♦ 2g Kohlenhydrate

♦ 3g Eiweiß

♦ 13g Fett

Zubereitung

Verrühren Sie für das Dressing den Zitronensaft, das Öl, das Salz und den Pfeffer in einer Schüssel. Geben Sie nun den Spinat und die Champignons hinzu. Alles miteinander vermengen, noch einmal abschmecken und zusammen mit dem Thymian und der Petersilie servieren.

Gericht 29: Bratkartoffeln

Menge: 2 Portionen

Gesamtzeit: 25 Minuten

Zutaten

Kartoffeln | 550 Gramm

Gemüsebrühe | 300 Milliliter

Kokosöl | 2 Esslöffel

Chiliflocken | 1 Prise

Paprikapulver edelsüß | 1 Teelöffel

Majoran | 1 Teelöffel

Salz und Pfeffer | Nach Belieben

◈ 292 kcal

◈ 41g Kohlenhydrate

◈ 6g Eiweiß

◈ 10g Fett

Zubereitung

Die Kartoffeln müssen fest gekocht werden.
Anschließend waschen, schälen und in Würfel
schneiden. Erhitzen Sie nun das Öl in einer
Pfanne und braten Sie die Kartoffeln darin 5
Minuten lang scharf an. Achten Sie darauf,
dass Sie die Kartoffeln gelegentlich wenden.
Das Ganze wird mit dem Majoran, dem
Paprikagewürz, dem Chili, dem Salz und dem
Pfeffer gewürzt. Löschen Sie nun mit der
Gemüsebrühe ab und lassen Sie die Kartoffeln
noch 10 Minuten lang garen. Auch hier
gelegentlich wenden. Fertig!

Gericht 30: Kartoffel-Curry

Menge: 2 Portionen

Gesamtzeit: 30 Minuten

Zutaten

Kartoffeln | 500 Gramm

Zwiebeln | Anzahl 2

Karotten | 250 Gramm

Gemüsebrühe | 150 Milliliter

Kreuzkümmel | 1/2 Teelöffel

Kokosöl | 3 Esslöffel

Currypulver | 1 Teelöffel

Chilipulver | 1/4 Teelöffel

Garam Masala | 1/2 Teelöffel

Salz | Nach Belieben

◈ 358 kcal

◈ 39g Kohlenhydrate

◆ 6g Eiweiß

◆ 16g Fett

Zubereitung

Die Kartoffeln müssen fest gekocht werden. Anschließend waschen, schälen und in Würfel schneiden.

Erhitzen Sie nun das Öl in einer Pfanne und braten Sie die Kartoffeln darin 5 Minuten lang scharf an. Achten Sie darauf, dass Sie die Kartoffeln gelegentlich wenden.

Das Ganze wird mit dem Majoran, dem Paprikagewürz, dem Chili, dem Salz und dem Pfeffer gewürzt. Löschen Sie nun mit der Gemüsebrühe ab und lassen Sie die Kartoffeln noch 10 Minuten lang garen. Auch hier gelegentlich wenden. Fertig!

Haftungsausschluss und Impressum

Der Inhalt dieses Buches wurde mit sehr großer Sorgfalt
erstellt und geprüft.
Für die Richtigkeit, Vollständigkeit und Aktualität des
geschriebenen kann jedoch keine
Garantie gewährleistet werden.

Sowie auch nicht für Erfolg oder Misserfolg bei der
Anwendung des gelesenen.
Der Inhalt des Buches spiegelt die persönliche Meinung
und Erfahrung des Autors wider.
Der Inhalt sollte so ausgelegt werden, dass er dem
Unterhaltungszweck dient.
Er sollte nicht mit medizinischer Hilfe verwechselt
werden.

Juristische Verantwortung oder Haftung für
kontraproduktive Ausführung oder falsches Interpretieren
von Text und Inhalt wird nicht übernommen.

Impressum

MAK DIRECT LLC
2880W OAKLAND PARK BLVD, SUITE 225C
OAKLAND PARK, FL 33311
FLORIDA

9 798570 195141